分のことが見えない人たちなので、それだけ周囲の見る
目が多少なりとも成熟してきたのではないかと、この頃
は感じるようになってきた。

　発達障害医療の近未来はどうなるだろうか[4]。発達障害
診断のゴールデンスタンダードはまだ確立しているとは
言い難い。本書では診断の変遷を振り返り、現状から何
がいえるかを前半で俯瞰したつもりである。確実に診断
できなくても、デイケアプログラムの中で社会的スキル
を訓練し、当事者同士が交わる中で彼らは確実に変わっ
ていけることを私たちは学ぶことができた。そうして観
察を続けていけば診断の不確実性はかなりの程度まで代
償できるのである。受診する人たちにしてみれば、そう
いった継続性を担保してくれる医療機関が信頼できると
いうことではないだろうか。治すのではなく「治し支え
る」医療の先に近未来はあるに違いないと私たちは確信
しつつある。

2021年7月1日

編集を代表して　加藤進昌

【参考文献】

1) 加藤進昌：巻頭言；発達精神医学の時代―成人自閉症スペクトラムの専門外来から見えてくるもの．精神医学, 51：312~313, 2009.

2) 加藤進昌：おとなの発達障害専門外来を開いて．そだちの科学, 13：121~123, 2009.

3) 週刊朝日：「アスペルガー」の夫と暮らす妻たち～カサンドラ症候群って知っていますか？2014.8.29号122~125；同：私も'カサンドラ妻'です．言葉の暴力/抑うつ/じんましん/パートナーの会も．2014.11.14号121~125.

4) 加藤進昌：発達障害支援のこれからを考える．そだちの科学, 34・4：32~37, 2020.

執筆者一覧

相澤 直子	公益財団法人神経研究所・筑波大学学生相談室
青木 省三	公益財団法人 慈圭会精神医学研究所
五十嵐 美紀	昭和大学発達障害医療研究所・昭和大学附属烏山病院
伊東 若子	医療法人社団大坪会小石川東京病院
岩崎 史義	当事者
太田 晴久	昭和大学発達障害医療研究所 准教授 昭和大学附属烏山病院
加藤 進昌（ノブマサ）	昭和大学発達障害医療研究 所長・ 公益財団法人神経研究所理事長・東京大学名誉教授
熊﨑 博一	国立精神神経医療研究センター精神保健研究所児童・ 予防精神医学研究部
鈴木 慶太	株式会社 Kaien 代表取締役
丹治 和世（タンジ）	医療法人社団大坪会小石川東京病院
本田 秀夫	信州大学医学部子どものこころの発達医学教室 教授・ 信州大学医学部附属病院子どものこころ診療部 部長
水野 健（タケル）	昭和大学発達障害医療研究所・昭和大学附属烏山病院
安宅 勝弘（ヤスミ）	東京工業大学保健管理センター 教授
横井 英樹	昭和大学発達障害医療研究所・昭和大学附属烏山病院

（50音順。所属2021年5月31日現在）

目　次

PART

1

発達障害とは
何か

何となく自分は他の人たちと違う、
どうして人間関係で失敗してしまうのか………

発達障害の外来で自閉スペクトラム症（ASD）と診断された時には「リハビリ」ともいえるASDプログラムへの参加はいかがですか。ショートケアとデイケアで、お互いの悩みや思いを共有し、コミュニケーションの練習、発達障害の理解などの共有体験を通して、社会で生活できるテクニックを学ぶことができます。発達障害専門プログラムを実施している医療機関が各地にあります。

さまざまな失敗体験を、性格や努力不足のせいとされ、自己肯定感の低くなった自閉スペクトラム症を抱えた者同士で語り合うことで、気づきが生まれ、他者目線を学習することができます。
自分の考え方や生き方を見直してみませんか。

1 発達障害概念の誕生
～歴史と国際分類の変遷～

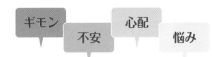

発達障害に含まれる疾患とは？──国際診断基準

自閉症がスペクトラム症に

多動性障害が注意欠如多動症に

エビデンスに基づく診断と対処法の開発

✏ポイント

発達障害者支援法
自閉スペクトラム症
注意欠如多動症
アスペルガー症候群

発達障害という用語はすっかりおなじみになりました。これは平成17年度に施行された発達障害者支援法で規定されたもので、法的な概念ともいえます。

　学校現場で「知的には問題ないが、発達性に学習や社会生活に困難がある」子どもがかなりの数にのぼることがわかって、支援の枠組みを規定するために法律ができました。したがって基本的には知的障害を含みません。法的な「障害者」区分としては身体・知的・精神の三障害のうちの精神障害に含まれます。

1　発達障害に含まれる疾患とは？―国際診断基準

　ではどういった疾患が含まれるのでしょうか。

　支援の枠組みを規定するためには対象をはっきりさせねばなりません。でも、それは口で言うほど簡単ではありません。それがこの冊子の目的でもありますが、国際診断基準（ICD）の変遷を見てもよくわかります。**表1.1**に第10版と11版の比較を示します。発達障害にはおもに自閉スペクトラム症（autism spectrum disorder；ASD）と注意欠如多動症（attention deficit/hyperactivity disorder；ADHD）が含まれます。

　表1.1から明らかなように、第10版までは自閉スペクトラム症と注意欠如多動症は別のクラスターになっていました。

　注意欠如多動症は行動と情緒の発達上の問題として、いわばパーソナリティの偏りと考えられてきた歴史上の経緯がその背景にあります。しかし、自閉症と併存することが多いという臨床家からの指摘が相次いで、11版では同じクラスターに含まれることになりました。しかしそれが正しいのかは、これからの実証的な研究の蓄積を待たなければなりません。

表1.1　発達障害に関する国際診断基準第10版（ICD-10）と第11版（ICD-11）の比較

ICD-10	ICD-11
F8　心理的発達の障害 F80-82 言語（吃音）・学力（失読）・ 　　　　運動機能の発達障害 **F84　広汎性発達障害（PDD）** 　F84.0 小児自閉症 　F84.1 非定型自閉症 　F84.2 レット症候群 　F84.3 小児崩壊性障害 　F84.5 アスペルガー症候群 　F84.9 特定不能のPDD（PDD-NOS） **F9　小児の行動および情緒の障害** 　F90 多動性障害 　　　（ADHD、多動性素行障害） 　F91 素行障害・反抗挑戦性障害ほか 　その他（選択性緘黙、愛着障害、チック）	**神経発達症群** 　6A00 知的発達症 　6A01 発達性発話または言語症群 　6A02 自閉スペクトラム症 　6A03 発達性学習症 　6A04 発達性協調運動症 　6A05 注意欠如多動症 　6A06 常同運動症 　6A05.0 一次性チック 　　　　　またはチック症候群 　6E60 二次性神経発達症候群 　6A0Y 神経発達症、他の特定される 　6A0Z 神経発達症、特定不能 （引用：公益社団法人日本精神神経学会2018 年6月1日草案）

日本では法律上はまだICD-10の用語が使用されていますが、医学的概念としてはICD-11の用語がすでに浸透しています。

2　自閉症がスペクトラム症に

　自閉症は1943年にカナーが報告[1]して以来、常に児童精神科医にとって中心的課題でした。最初の11例の報告がそうであったように、多くは重い知的障害を伴い、彼らが大学に入り、就職し、結婚して子どもをもうけるということは想定外でした。

　一方で、ウィーン大学の小児科医であったアスペルガーは、知的には高いのですが社会的なスキルに問題のある4例を1944年に「自閉的精神病質」として報告しました[2]。これは病気というよりも異常性格ととらえた報告であり、カナー型の自閉症とは別に考え

られてきましたが、1981年にイギリスのローナ・ウイングが、自閉症の一部は成長後にアスペルガーの報告例と区別できない状態になることを見出して、アスペルガー症候群と呼ぶことを提唱しました[3]。

　以後、自閉症とアスペルガー症候群の異同が学会の大問題になり、健常とみなされてきた大人たちにも両者に共通する特性がまれならず見られることが広く認められるようになって、連続体を意味する自閉スペクトラム症という分類に至ったわけです。

3　多動性障害が注意欠如多動症に

　落ち着きがなく衝動的な行動をする子どもたちの存在は、自閉症の発見よりも100年以上前から知られていました。外から見ても容易にわかる行動異常ですから当然です。医学的には何らかの微細な脳への損傷が発達期にあったのだろうと推定されて微細脳損傷といった命名が一般的だった時代もあります。

　これに忘れ物が多い、不注意という症状が合併するという知見が加わってADHDという診断名がアメリカの診断基準（DSM）に収載されたのは1994年[4]とずいぶん遅れました。それがICD-11に至って上述のように自閉スペクトラム症と合併しうる疾患に分類されたのです。忘れ物が多い、うっかりミスが多いといった症状は確かに「おっちょこちょい」な人の特性と思えます。しかし、自閉症の特性である「相手の意図を読んで状況の文脈を理解することができない」というメタ認知障害とも通じるものがあります。

4　エビデンスに基づく診断と対処法の開発

　アスペルガー症候群が周知されるようになって、診断を求めて受

診する人たちが激増しました。これは精神科では珍しいことです。おそらく歴史上の偉人はみなアスペルガーだったとか、天才だといった一般書に影響された現象と思われますが、一方でその診断は混迷を極めています。

　この混乱を正すためにも障害の本質は何かといった研究が必要です[5]。

　さらには機能的脳画像などによる客観的診断法の開発が望まれます[6]。エビデンスもはっきりしない診断機器や治療法などを自由診療で勧めてくる医療機関も一部には見られますので、これは極めて重要です。

　後述するように、不注意症状と実行機能障害が目立ち、過眠症が合併する一部の注意欠如多動症には劇的に効果がある薬が手に入るようになりました。しかし、こういった薬は薬理学的には覚醒剤に類似しており、取り扱いには慎重さが求められます。そのために、2021年からは処方実態を国が管理する措置が施行されますが、医師の側にも正確な知識をもってもらわなければなりません。

　患者さんの立場からすれば、診断は何であれ今の困りごとが解決すればいいわけです。まさに「医療は治してなんぼ」です。自閉スペクトラム症者の社会的自立には今のところデイケアなどでの訓練がもっとも有効と私たちは考えています。

　このプログラム実施によってスタッフが参加者の行動を長期に観察できることから、改めて診断の正しさも検証することができます。診断の混乱をいまのところ一挙に解決できないのであれば、支援を継続的に実施してくれる医療機関を選ぶことが、患者さんにとって最も賢明な対策といえるように思います。

【参考文献】

1）Kanner L: Autistic disturbances of affective contact. Nervous Child, 2: 217-250, 1943.

2）Asperger H: Die 'Autistischen Psychopathen' im Kindesalter. Archiv fur Psychiatrie und Nervenkrankheiten, 117: 76-136, 1944.

3）Wing L: Asperger's syndrome: a clinical account. Psychological Medicine, 11: 115-129, 1981.

4）American Psychiatric Association: "Diagnostic and statistical manual of mental disorders, fourth edition", Washington D.C.: American Psychiatric Association(1994).

5）加藤進昌：大人の発達障害とは―診断の混乱を克服するために．保健の科学, 60: 45-49, 2018.

6）太田晴久，丹治和世，橋本龍一郎，加藤進昌：アスペルガー症候群の臨床と脳画像研究．BRAIN and NERVE, 70: 1225-1236, 2018.

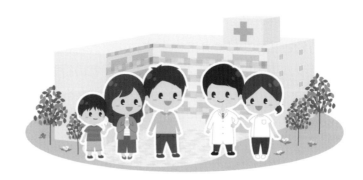

2 自閉スペクトラム症とは何か
―自閉症とアスペルガー症候群

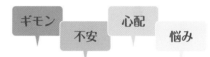

自閉スペクトラム症とアスペルガー症候群

大人の自閉スペクトラム症は子どもと何が違うのか？

自閉スペクトラム症と注意欠如多動症の違いは？

ポイント

自閉スペクトラム症
アスペルガー症候群
注意欠如多動症

私たちは自閉スペクトラム症を対象とする専門外来とデイケアを2008年に開設しました。

　自分もしくは身近な誰かを発達障害じゃないかと思って皆さんは受診してこられますが、当然ながら診断としては該当しない方も多く含まれます。現在に至るまで自閉スペクトラム症を確定診断する方法は開発されていません。

　したがってあくまでも該当するかどうかは、その時点での私どもの評価でしかありません。私の診断が正しいかどうかは実は正確にはわかりません。実際、初期の自分の診断を今になってふりかえると、恥ずかしいと思うことは多々あります。でも、多くの患者さんを診ながら「自閉スペクトラム症の本質は何だろう？社会性の障害というだけでは不十分ではないか」と自分に問い続ける毎日でした。

1 自閉スペクトラム症とアスペルガー症候群

　今の段階で自閉スペクトラム症の各群を模式的に分類するとこうなるのではないかという図を示します（**図2.1**）。左下に知的障害を伴う自閉症が位置します。歴史の項で述べたように、いわば中核群であり、古典的自閉症とか発見者にちなんでカナー型と通称します。今に至るまで児童精神科医の関心の的であり、個々の例は典型例とどこが違うかの議論が続いています。こういった群がICD-10で広汎性発達障害（PDD）と総称されてきました（**表1.1**）。

　カナー型は重い知的障害を伴うのが通例であり、精神内界は推測することができません。彼らの行動特性から典型的かそうでないかを判断するほかなく、知的障害を伴う非典型例が多くなり、総称して児童精神科医たちは「特定不能の広汎性発達障害（PDD-NOS）」と呼びました。これが**図2.1**の左下の部分に当たります。PDD-

図2.1 自閉スペクトラム症、アスペルガー症候群と注意欠如多動症の関係

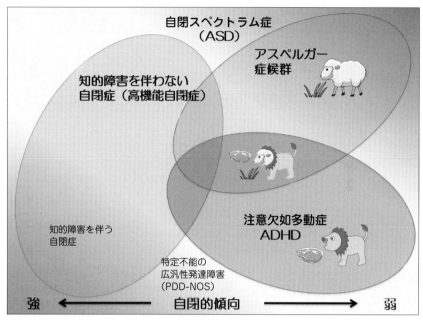

略称：PDD-NOS（pervasive developmental disorders-not otherwise specified）、ASD（autism spectrum disorder）、ADHD（attention deficit / hyperactivity disorder）．

NOSには知的障害を伴い、かつ社会性が独特である雑多な群が含まれることになります。この中には、女児に限定されることから「女の自閉症」と呼ばれたレット症候群もICD-10では含まれていましたが、1999年に責任遺伝子が発見され[1]、一方でその遺伝子は自閉スペクトラム症とは無関係であることがわかりました。

　ウイングによるアスペルガー症候群の再登場は、自閉スペクトラム症の範囲を思いきり広げる結果になりました。

　自閉症の中でも知的に健常者の水準に近いところまで成長する一群を高機能自閉症と呼び、知的には健常者と同等もしくはより高い

群をアスペルガー症候群と呼ぶことが通例となりました。古典的自閉症は以前と変わらず1万人に数人程度の有病率とされるのに対して、高機能および高知能群を含む自閉スペクトラム症は100人に一人を超えると見込まれています。

2　大人の自閉スペクトラム症は子どもと何が違うのか？

　アスペルガー症候群の発見は、もっぱら成人を専門にしてきた精神科医に大きなインパクトを与えました。

　引きこもりの大学生や、会社に適応できないまま脱落していく人たちに自閉スペクトラム症と一致する特徴を見出したのです。それまでうつ病や社交不安とみなされてきた人たちの一部は自閉スペクトラム症であるという発見が喧伝されました。「共感性・社会性の障害」が中核症状とされ、それは拡大解釈されて、過剰診断につながりました。

　発達障害は生来性のものという前提があり、思春期のいじめや家庭の崩壊といった環境要因によって起こるものではありません。生育歴を聴取していけば、どこかに子どもの自閉症と共通する特性を見つけることができます。

　成人専門の精神科医の多くは古典的自閉症を診たことがありません。彼らは社会に出ることがなく、成長した後は激しい行動異常をきたさない限り精神科医の前には現れないからです。

　自閉スペクトラム症の治療に有効な薬は今のところ存在しません。投薬の必要もない彼らに対応するノウハウを精神科医はもっていないともいえるでしょう。

　典型的でない発達障害に対してグレーゾーンという表現も最近はよく使われます。しかしこの表現はかなり「グレー」です。発達障

害に「似て非なる」人たち、過剰診断されがちな人たちは、児童の場合はさまざまな原因によって起こる知的障害、成人の場合は環境によって傷つきやすい敏感なパーソナリティの多くが当てはまるように思います。自閉スペクトラム症の人たちは知的障害があるように見えても、内的な知能レベルはある程度まで発達します。また周りがよく見えていない、どちらかといえば鈍感な人たちだと思います。

図2.1で典型的とはいえない自閉スペクトラム症の人たちは、右上の部分に位置すると思います。健常者の中にも自閉症的な特性をもったスペクトラムがありうると考えたためですが、大人でグレーゾーンといわれる人たちは、子どもでPDD-NOSと思われる人たちとは立ち位置がかなり異なるという意味合いを図示してみました。つまり、児童精神科医と成人精神科医はかなり違う母集団を診ている可能性があるということです。

自閉スペクトラム症の診断基準は国際診断を含め、すべて子どもの診断が基礎になっており、大人にしか適用されない診断基準はありません。「大人にも使える」という基準でしかないのです。子どもの時にはあまり問題にならず、大人になって重要になってくる精神症状については十分な検討がされていないと思います。

端的に問題になってくるのは異性関係です。また、精神内界を探れない知的障害児を想定しているため、知的な問題がない大人の場合の精神病理が決定的に不足しています。これからの精神病理学的な探求が求められます[2]。

3 自閉スペクトラム症と注意欠如多動症の違いは？

自閉スペクトラム症と注意欠如多動症は発達障害の中心となる病

態であり、国際分類でも診断基準が明確に分けられています。前者は共感性・社会性の障害であり、後者は注意と多動・衝動性の障害というわけです（**図2.1**）。確かにその表現型はかなり異なり、社会的自立が問題になるのは圧倒的に自閉スペクトラム症であり、注意欠如多動症の場合は社会で活躍する方も少なくありません。

　自閉スペクトラム症は男性のほうが女性より数倍多いのが特徴で、多くは「理数オタク」で外見上はおっとりした人たちです。**図2.1**では草食系と表示し、注意欠如多動症は対比のために肉食系としていますが、そこまではっきり区別できるわけではありません。

　ところが両者が微妙に混じった人たちがいることがわかってきました。これは、表現型は不注意優勢型の注意欠如多動症だけれども精神内界は自閉スペクトラム症に近いという意味です。この人たちは女性に目立ち、過眠症を合併する例が多いように思います（第6章参照）。治療的にも徐放性メチルフェニデートがしばしば著効します。

　こうしてみると自閉スペクトラム症と注意欠如多動症の違いは、今の診断基準が定めるほどはっきりわけられるのかが疑問になってきます。実際に脳機能で調べると両者の区別ができないという報告も増えつつあります[3]。注意欠如多動症は一般に不注意優勢型と多動・衝動性優位型にわけます。前者は自閉スペクトラム症と近いが社会性は保たれている発達障害の1亜型ですが、後者は一種の行動障害であってパーソナリティの偏りであるというICD-10以前の診断のほうが適切であったという可能性もありえるように思います。

　このほか、男女差（ジェンダー）の問題、代表的な前頭葉機能といわれる実行機能障害は発達障害のタイプによってどう違うか、過眠症で問題になる「意識」と不注意症状の中心である「意識（注意）」はどう違うか、「読み書きそろばん」の障害である学習障害

（LD）と外界に対する認知の障害（ASD）は本質的にどこが違うのか、など診断基準を含めて今後検討すべき問題は山積みのように思います。

　発達障害の「発見」は精神医学に大きな革命をもたらすような気がします[4]。

【参考文献】

1) Amir RE, Van den Veyver IB, Wan M, Tran CQ, FranckeU, et al: Rett syndrome is caused by mutations in X-linked MECP2 encoding methylCpG-binding protein 2. Nat Genet, 23: 185-188, 1999.
2) 内海健：“自閉症スペクトラムの精神病理—星をつぐ人たちのために”, 医学書院（2015）.
3) Ohta H, Aoki Y, Itahashi T, Kanai C, Fujino J, et al.: White matter alterations in autism spectrum disorder and attention deficit/hyperactivity disorder in relation to sensory profile. Molecular Autism, 11: 77, 2020.
4) Watanabe T, Rees G: Brain network dynamics in high-functioning individuals with autism. Nature Commun, 8:16048, 2017.

3 発達障害の症候学
―認知機能からみた発達障害―

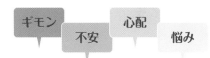

しかし、なぜ細部にこだわるのか？

予測装置としての脳

発達障害の多様性

ポイント

中枢性統合

範疇化

意味

予測的符号化

1 　はじめに

　自閉スペクトラム症（ASD）の発症のメカニズムについてこれまで提唱されてきた理論は、社会的認知の問題に重点をおくものと、社会的認知には直接関係のないベーシックな認知機能の問題を説明するものの2つに大別されます。

　後者の代表的なものはフリスらの研究です。彼女たちは、自閉スペクトラム症（ASD）において「意味処理」の面に特徴があることに着目しました[1]。

　定型発達者においては、現象の細部や見かけよりも、文脈の意味を取り出すことを優先して情報処理を行う傾向が強いことに着目し、この傾向を中枢性統合（セントラルコヒーレンス）と名付けました。そして、自閉スペクトラム症では情報が断片的に処理され、局所の情報にとらわれる傾向が顕著であり、全体の要点を見逃し「木を見て森を見ない」状態になりやすいことを指して、中枢性統合が低下していると表現しました。局所に限局した情報処理については定型発達者よりも優れている場合もあるのですが、文脈を伴う意味のある全体として統合する能力に低下がみられるのが自閉スペクトラム症（ASD）の特徴と考えたのです。

2 　しかし、なぜ細部にこだわるのか？

　この点についてプレイステッドは考察を深め、さまざまな知覚刺激や状況の間に類似性を見出すことができないことが自閉スペクトラム症の認知機能における中心的な問題と考えました[2]。複数の事物の間の共通点が認識されにくく、かつそれぞれに特異的な点が認識されやすいことから、物事の類似性を見いだせず、事物をまとめ

あげること、つまり範疇化（カテゴリー化）が容易にできないことや、範疇化が独特な様式で形成されることが自閉スペクトラム症の諸症状の原因になると考えたのです[2]。

範疇化の障害は、言葉（語彙）の問題として言語機能の成り立ちに影響し、コミュニケーションの問題を引き起こします。そして、社会生活において定型発達者が難なく気づく言外の複雑な法則性、規則性に気づくことにも障害を及ぼします。これらはすなわちフリスらが指摘したような「意味」の問題なのです。山鳥は、意味経験とは、今見ている事象の形、つまり感覚性心像が、過去に自分が経験した形と共通性をもっていることへの気づきにあり、意味とは、事物・事象が心像として心に捉えられたとき、その心像にすでに経験した過去の心像が結びつくこと、と述べています[3]。

日々の出来事は、まったく同じ形で再現されることはありません。私たちはさまざまな事象を経験し、それらの共通点を拾うことで意味経験を成立させているため、範疇化の障害があると、意味経験が成立しにくくなるのです。自閉スペクトラム症の方の診察において、「慣れない」という訴えを聴くことが多くあります。

定型発達の方においては、新しい仕事についたときなど、はじめのうちは勝手がわからなくても、ある程度の期間がたつと経験が汎化され、慣れることが期待されます。

しかし、自閉スペクトラム症の場合、経験をまとめあげ、汎化するのが困難であるために、経験が積み重なるほどに混乱が増す、という事態が生じやすいのです。出来事ひとつひとつを詳しく覚えていても、それらの共通点が見いだせないと、学習したことを未来の行動に活かしにくくなります。

その一方で、自閉スペクトラム症の人は過去の経験によるバイアスを受けにくいことによって、定型発達の人よりも、外界をあるが

ままに近い状態で見ているとも考えられます[4]。定型発達と自閉スペクトラム症の間には知覚のレベルで大きな違いがみられるのです。

　私たちの知覚する情報は、私たち自身の実感としては、充分に客観的なもの、疑いようのないものと感じられるものです。

　しかし錯視などの例を考えれば明らかなように、知覚は対象物の直接的なコピーではなく、感覚情報の制限のもと、脳内で構成されたものなのです。ヒトは常に大量の感覚情報にさらされています。そして通常の場合、感覚情報は、対象物の情報として完全なものではなく、ノイズに満ち、曖昧なものであることが多いのです。感覚情報を理解、解釈するためには推論が必要であり、脳は知覚の際、無意識のうちに推論を行っているという考え方があります[5]。そして最近では、「推論」から一歩進んで、知覚には「予測」が重要な役割を占めると考えられるようになってきており、脳は予測装置（predictive machine）である、といわれることもあります。

3　予測装置としての脳

　脳は内部モデルに基づいて環境における刺激を絶えず予測して、計算された予測（トップダウン）と、入力された感覚信号（ボトムアップ）を比較し、両者の差分（予測誤差）に基づいて知覚を能動的に創発しているという、こうした脳の働きを予測的符号化（predictive coding）と呼びます[6]（図3.1）。

　予測的符号化においては、情報が予測されるのみならず、予測誤差を用いて学習が生じ、内部モデルが絶えず更新され、次の知覚に生かされるという点が重要です（「今日の予測誤差は明日の予測になる」[7]）。生体が置かれる環境は絶えず新しいものなので、予測誤差は常に生じます。情報量の多い環境においては、学習による内部

図3.1 予測的符号化

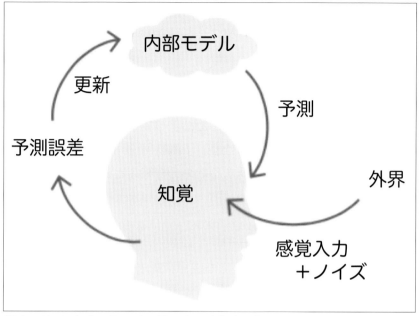

(Haker H, et al.: Can Bayesian Theories of Autism Spectrum Disorder Help Improve Clinical Practice? *Frontiers in Psychiatry*, 7: 107, 2016を改変)

モデルの更新のために予測誤差は重視されるべきですが、ノイズの多い環境においては、予測誤差は無視されるべきである場合が多いのです。

予測誤差をどれだけ学習に反映させるかの精度の設定には個体差があり、予測的符号化理論においては、自閉スペクトラム症ではこの予測誤差の精度の設定に問題があり、精度が高すぎると考えられています[8]。予測誤差の精度が高すぎると、絶えず予測誤差によって内部モデルを更新するために、いつまでたっても学習が終わらない状態になる結果、一つ一つの事象の細かい差異にとらわれ、一般化、範疇化が生じにくい状態になります。

その結果、知覚のみならず、コミュニケーション、社会性、そして想像力の問題という、自閉症診断のいわゆる3つ組と呼ばれる要素に至るまで、幅広い影響を及ぼすというのが、予測的符号化理論による説明です。

　この理論によれば、自閉症の3つ組以外の問題についても説明可能なことが多く、例えばカナーの重視した「同一性へのこだわり」についても、環境を一定にすることによって予測誤差を減らそうとする試みと考えれば説明可能です。予測符号化理論は自閉スペクトラム症の症候を統一的に理解するための枠組みといえるでしょう。

4　発達障害の多様性

　自閉スペクトラム症のほかにも注意欠如多動性障害（ADHD），学習障害（LD）という、3種類のタイプがあるといわれています。しかし、それぞれのカテゴリーのなかでみられる症候には個人差が大きく、また、3種類の特徴がさまざまな度合いで合併してみられることが多いです。そして、この3つの分類には該当しない場合もあります。発達障害の症候は非常に多様であり、この多様さが、診断が難しいといわれる原因の一つと考えられます。発達障害、とりわけ成人の発達障害についての症候学は、まだ蓄積が十分とはいえませんが、おそらく今後も症候のバリエーションをすべて記述し、完全に類型化することは困難だと思います。類型を考える以前に、上記のような「意味」や「予測」など基礎的な認知機能を軸に、定型の方とはどこが違うのか、定型と違うことによって家庭や社会における生活でどんな困りごとが生じているのかを整理していくことが、発達障害の症候を理解するうえで有益だと思います。

症例

　30代男性。診断はASD。郵便局の時間外窓口で勤務。しばらく働くうちに常連客の名前は記憶し、特定の国に頻繁に荷物を送る客の郵便料金は計量なしでもわかるようになりました。またいつも同じ形状の荷物を取りに来るお客さん宛の郵便物が届くと荷物の場所を覚えておき、その人が来局したらすぐに荷物を取り出して手渡すことが可能でした。そのように常連客への対応は優れており、常連客との関係はどんどんよくなり、お客さんから指名されることもあるほどでした。ただし、未経験の業務、自分にはわからないお客さんの質問や要望には全く対応できず、上司に報告、相談することもできず、問題を起こすことが多くありました。診察場面では談話に著しくまとまりを欠き、診察者からの問いかけに含まれる単語から連想される、とりとめのない話題に入り込んでしまい、本来の話題からそれてしまうことがよくありました。心理検査では、WAISという知能検査において、「言語理解」では平均を上回るものの、「知覚統合」では著しい低下がみられ、なかでも並べられた複数枚の図を見て、並べ方のパターンを推測し、抜けている場所に当てはまる図を選ぶ課題、つまり視覚的な推理力やパターンを認知する力をみる課題において著しい低下が見られました。また、視知覚検査において、色名呼称や色名による指示にはほぼ問題ないにもかかわらず、色相分類（白っぽい赤など、微妙な色のカードを、赤、青、緑、黄色、紫、など、いくつかの典型的な色を基準に分類する課題）が全くできませんでした。この方の場合、色覚異常はないにもかかわらず、色をカテゴリーに基づいて分類できないのです。職場において、パソコンの画面で表示された色と、それを印刷したときの色が同じ色に見えずに困ることがあるということです。この方の場合、視知覚の検査において、抽象化、範疇化の問題が明らかになりました。また、この方は、特定の状況から精度の高い具体的な予測をする傾向があり、それが的中すれば行動はうまくいくのですが、予測

外の出来事には、推測によって柔軟に対応することができません。コミュニケーションにおいても、その時々の思いつきや単語に反応することが多く、全体像が不明瞭な、コヒーレンス（一貫性）の低い会話になりがちです。検査で明らかになった認知機能の偏りが、コミュニケーションや仕事の遂行、習得に影響を及ぼしているものと考えられます。

　最後に一つ付け加えておきたいのですが、発達障害の「症候」という場合、定型発達の人たちを中心につくられた社会への適応に困難をきたす特徴を指す場合が多く、「症候」という言葉には相対的な価値観が含まれていることは覚えておくべきではないかと思います。

【参考文献】

1）Frith U, Happe F: Autism: beyond "theory of mind." Cognition, 50: 115-132, 1994.
2）Plaisted K C: "Reduced generalization in autism: An alternative to weak central coherence" (Burack J A et al., eds), p. 149-169, Lawrence Erlbaum Associates, Inc, Publishers(2001).
3）山鳥重："「気づく」とはどういうことか", 筑摩書房（2018）.
4）Pellicano E, Burr D: When the world becomes 'too real': a Bayesian explanation of autistic perception. Trends in Cognitive Sciences, 16: 504-10, 2012.
5）Helmholtz H: "Treatise on physiological optics", Vol. 3, Dover Publications(1962).
6）大平英樹：予測的符号化・内受容感覚・感情. エモーション・スタディーズ, 3: 2-12, 2017.
7）Van de Cruys, S. et al.: Precise Minds in Uncertain Worlds: Predictive Coding in Autism. Psychol Rev, 121: 649-675, 2014.
8）Van de Cruys, S. et al.: Weak Priors versus Overfitting of Predictions in Autism: Reply to Pellicano and Burr (TICS, 2012). i-Perception, 4: 95-97, 2013.

4

診断をめぐって
―過剰診断、二次障害、併存

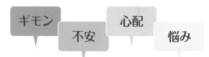

発達障害概念の変遷

診断の混乱

発達障害の二次障害、併存

✎ **ポイント**

過剰診断
過少診断
連続性
女性の発達障害
不完全な診断基準
二次障害

1 はじめに

　発達障害はいくつかの下位分類で構成され、自閉スペクトラム症（Autism Spectrum Disorder, ASD）、注意欠如多動症（Attention Deficit Hyperactivity Disorder, ADHD）、限局性学習症（Specific Learning Disorder、SLD）の３種類が代表的なものです。

　自閉スペクトラム症は対人コミュニケーションの障害やこだわり行動、注意欠如多動症は不注意や多動-衝動性、限局性学習症は読字、書字、算数などが特異的に障害されているといった特性があります。

2 発達障害概念の変遷

　発達障害の概念は以前より存在していましたが、ほとんどが知的障害を合わせもつ人たちを指していました。

　しかし近年では知的障害を伴わない、あるいは知的に高い発達障害の存在が知られるようになりました。このような発達障害の視点をもって観察を続けていくに従い、私たち精神科医の想像を遥かに超えた数の当事者の存在が明らかとなり、精神医学界にも大きなインパクトを与えました。

　私たちは2008年より昭和大学附属烏山病院にて成人を主な対象とする発達障害専門外来を開設していますが、これまで全国各地から累計7,000人近くの方が初診受付をされ、毎月800人ほどの患者さんが通院されております。これは成人発達障害の診療および支援のニーズの高さを示すのと同時に、身近なところでの受診先が存在していなかったことを示しています（図4.1）。

　これらの高機能の発達障害に対する取り組みはこの10数年前か

図4.1　発達障害専門外来　患者統計

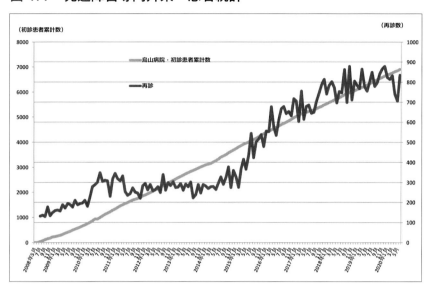

ら始まったばかりであり、発達障害についての理解が医療者や当事者を含め、個々人によって差が大きい現状があります。そのため、過少診断だけでなく、近年では過剰診断も含め発達障害の診断に混乱がみられています[1]。

3　診断の混乱

a）心理的要因、自己認知の問題

　発達障害の診断が過剰診断に傾きやすい原因として、自身の対人関係や仕事遂行能力の葛藤を、発達障害の特性として説明、納得したがる患者心理も影響しています。また、医師あるいは臨床心理士の側でも、従来の治療法で難渋する患者を前にして、新しい概念で

図4.2　メタ認知

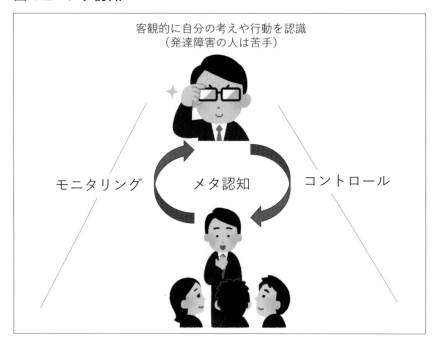

客観的に自分の考えや行動を認識
（発達障害の人は苦手）

モニタリング　　　　メタ認知　　　　コントロール

ある発達障害に飛びつくという傾向があるのかもしれません。

　自閉スペクトラム症の特性として自己認知能力（メタ認知）の乏しさがあります（**図4.2**）。つまり、自分のことがよくわからないのです。自己の特徴を認識するためには他者との比較が必要ですが、自閉スペクトラム症では他者の存在を意識しにくく、経験の乏しい若い年代ではさらにそれが困難です。

　成人発達障害専門外来での経験からは、若く典型的な自閉スペクトラム症では自ら診断を求めて受診することは少なく、家族など他者に促されて初めて受診行動に結びつくことが多いように思われます。

　このことは、自ら単独で受診行動に至っている患者においては、

自閉スペクトラム症の過剰診断のリスクが潜んでいるのと同時に、受診せず、診断および支援を受けることができていない自閉スペクトラム症が、潜在的に多く存在している可能性も示しています。

b）健常発達者との連続性、性差

　発達障害と健常発達者との間には連続性が指摘されており、健常発達者でも発達障害の特性を有していることも少なくありません。その特性が一定の重症度を超え、社会的不適応と結びついた時に発達障害の診断となります。連続性を有しているということは必然的に発達障害と健常発達との境界が不明瞭となりやすく、診断が混乱しやすい要因となります。

　また、発達障害の診断を混乱させている要因として、女性の自閉スペクトラム症特性についてのアセスメントが男性に比べ難しいことも挙げられます。

　女性の自閉スペクトラム症では一般に表情変化が比較的スムーズで、多少の会話ができるようにみえることがあり、その特徴に気づかれるのが遅れる傾向があります。女性の自閉スペクトラム症は軽症が多いと考えるべきか、男性の自閉スペクトラム症とは特性が質的に異なると考えるべきか、脳機能の観点も含め、これからの検討が望まれます。

　一方で、上述したような対人葛藤の原因を発達障害として理解したがる傾向は、女性の患者さんにより目立つように思われます。これらのことから、女性の発達障害の診断は過少にも過剰にも振れやすい傾向にあります。

c）注意欠如多動症（ADHD）

　注意欠如多動症に関しては多動 - 衝動性が目立つ状態では幼少期

に他者からの指摘により受診しやすいのに対し、注意力の障害が中心の場合には成人になるまで気がつかれにくい傾向があります。

近年では注意欠如多動症の概念が社会に浸透しつつあり、注意欠如多動症を自ら疑い受診されることも多くなってきました。多動-衝動性と比較して、注意欠如多動症の注意力の障害は、面接場面において観察することが困難です。自己評価が低い場合には、自身の注意力に対して過度に否定的に認識しやすく、特性に関して、自己申告のみを根拠とすると過剰診断に結びつく可能性があります。

また、注意欠如多動症と自閉スペクトラム症は混同されやすく、最近ではとくに注意欠如多動症が自閉スペクトラム症との診断を受けていることが多いように思われます[2]。

4 発達障害の二次障害、併存

発達障害では特性によっていじめや失敗など、心理的な外傷体験を積み重ね、自己評価が低くなる傾向があります。そのため二次的にうつ病や不安障害など他の精神疾患を伴いやすいと考えられています。正式な診断名ではないのですが、これらの精神症状は一般に二次障害と呼ばれており、成人の精神疾患のアセスメントをするうえでも、発達障害の有無についての検討が必要不可欠となっています。

しかしながら、発達障害の併存症を考えるうえでは重要な視点ではあるものの、発達障害に伴う精神障害のすべてに関して、心理的誘引を伴う二次的なものとして扱うのは慎重であるべきです。

注意欠如多動症と依存症、睡眠障害のように障害特性と精神症状と密接な関係が存在していることも少なくありません。

また、自閉スペクトラム症ではうつ病の並存率は高いと報告され

ていますが、典型的なうつ病の病像を呈さないことが多いです[3]。抑うつ気分の表出が目立たず、意欲減退もしくは腹痛や下痢などの消化器症状を中心とした身体不定愁訴が前景に立つことも珍しくありません。

このように、発達障害に伴う精神症状は健常発達者によるそれと質的に異なる可能性があり、並存症の診断や治療方法についてもこれから洗練されていくことが望まれます。

5 おわりに

発達障害、とくに高機能の自閉スペクトラム症における対人コミュニケーションの問題は、診察室での1対1の対人場面では顕在化しにくい傾向にあります。

私たちは自閉スペクトラム症に対する集団プログラムを実施していますが、参加により集団場面での振る舞いを直接観察できるメリットがあります。

また、自閉スペクトラム症ではなく他の要因による対人コミュニケーションの問題で苦悩している患者さんの場合には、自閉スペクトラム症である他参加者との間にある異質感から、自らの特徴を振り返る機会となります。

自閉スペクトラム症の集団プログラムは、治療的な意味合いにとどまらず、適切な診断をするための重要なツールともなり得るでしょう。

発達障害の診断カテゴリーは未だ不完全です。

幼少時より能力のバラツキが非常に大きく社会生活に困難を抱えているものの、自閉スペクトラム症および注意欠如多動症といったカテゴリーには当てはまらない人たちも少なからず存在しています。

本来はこれらの人達に適切な診断名が用意されているべきですが、現状では特定不能といわざるを得ません。発達障害の過剰診断が危惧されるのと同時に、現状の診断基準では十分に拾い上げられない未知の発達障害のカテゴリーについて今後の検討が期待されます。

【参考文献】

1）太田晴久，加藤進昌：発達障害とは：発達障害診断をめぐる問題．小児科，58（2）：179-184, 2017.
2）太田晴久：成人の発達障害の理解とサポート：ASDとADHDの鑑別（特集 成人期の発達障害への取り組み）．日本医事新報（4852），26-30, 2017-04-22.
3）太田晴久：精神科併存症を考慮した発達障害の診断と薬物療法．臨床精神薬理，23：925-932, 2020.

発達障害と
精神障害の併存
—発達障害の精神病理

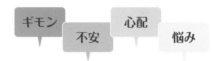

発達障害と精神障害との併存をどのように考えるか？

症　例

どのような治療や支援が求められているか？

「外から目線」と「内への眼差し」—了解不能と了解可能

ポイント

自閉スペクトラム症
統合失調症
精神病理
反応性

1 はじめに

　筆者は2つの大学病院を経て、現在は精神科病院に勤務しています。スーパー救急病棟があり、若い医師とともにその診療に関与していますが、その中で、これまでの統合失調症を対象とした治療体制では対応できない人が多くなったことを実感しています。

　疾病分類や診断基準にぴったりと当てはまらない、非典型・非定型な病像と経過を示す人が多く、その対応に追われているうちに、入院が長期化し、病像が慢性化、難治化する場合が少なくありません。

　そのような患者さんは、ベースに自閉スペクトラム症などの発達障害のあることが多く、本稿ではそのようなケースについて考えてみたいと思います。

2 発達障害と精神障害との併存をどのように考えるか？

　自閉スペクトラム症には、不安障害、気分障害、強迫性障害、摂食障害などの精神障害の併存が多いだけでなく、精神病や統合失調症の併存の報告もあります。操作的診断基準では、両者は併記せざるを得ない例が増えています。

　併存については、遺伝子レベルをはじめとする推測がありますが、現時点で結論は出ていません。併存について、筆者は、発達障害に心理社会的な負荷が加わり、反応性に精神障害が出現すると理解したらどうか、と考えています[2), 3), 5)]。

3 症 例

50代の男性。

1ヵ月ほど前に仕事をやめさせられ、新しい仕事を探していましたが見つからず焦っていたようです。

数日前から、独り言が活発に、視線や物音にも敏感になり、「周囲の人が自分のことをいっている」「監視されている」「死ぬしかない」と興奮・混乱し、入院となりました。

30年ほど前に、一度当院に入院歴がありましたが、退院後の通院はありません。30年間、転職は多かったようですが、特別な治療なしで、社会に適応しておられました。

入院後、2，3日のうちに幻覚妄想は消失し、すっかり治ったように見えました。

しかし、自室から出ると他の患者さんに急接近してスタッフが驚きました。

患者さん同士が話しているところに割り込んで一方的に話す、相手が嫌がってもそのことに気づかず、話し続ける、病棟内をじっとせず動き回り、いろいろな人に近づいていく、それも相手の目と鼻の先くらいまで近づいていくのです。

しかし、これらの行動に悪意はまったくないのです。スタッフがルールを説明し制止するように求めてもブレーキが利きません。

入院前後の1週間は確かに幻覚妄想を認め、統合失調症のようにも見えましたが、入院後の彼を見ると、相手の気持ちを理解できない、その場に応じた振る舞いができない、注意が転々と移り衝動を制御できない、という自閉スペクトラム症と注意欠如多動症の症状が前景に出ていました。

入院後には、幻覚妄想はまったくなく、人への恐怖とでもいうものもまったくなかったのです。ただ、彼の行動に影響を受ける人もいるので、スタッフはハラハラしながら見ていました。

　幻覚妄想は確かにありましたが、本当に統合失調症だろうか。
　30年前のカルテを読み返してみました。
　入院初日の診療録には幻覚妄想が記されていました。しかし、その後の経過で幻覚妄想は記されていません。頻発するのは「多動」という言葉。他患と衝突したり、病棟のルールが守れず、閉鎖病棟と開放病棟を行き来して、半年ほどの入院となっていました。今回と同じ病像と経過なのです。その時は統合失調症と診断され、診断に疑いはもたれていませんでした。

　彼には、1週間ほどの幻覚妄想があり、その間は、現実検討能力が失われた精神病状態であったのは確かです。それを統合失調症の精神病状態と理解するか、発達障害の反応性の精神病状態と理解するか、あるいは、合併・併存と考えるか。

　筆者は、急速な症状の増悪と改善、その後の病棟内での言動などから、本来の発達障害に、失職に伴う負荷（予定のない時間の増加や対人関係のトラブルの増加など）が加わり、精神病状態に発展したものと理解できるのではないかと考えました。

4　どのような治療や支援が求められているか？

　ここで気をつけておきたいことは、症例による理解が異なることによって、治療や支援がいくらか異なってくるということです。

　統合失調症であれば、一般的には、病的症状がとれ、病棟で落ち着いた生活をする、すなわち病棟に適応していくのを目標とします。

　しかし発達障害であればどうでしょうか。病棟内で落ちついた行動を、すなわち病棟への適応を求めると、彼の前回の入院のように長期化する場合があります。自閉スペクトラム症や注意欠如多動症の子どもにやみくもに集団適応や教室適応を求めるとトラブルが頻発するのと同様です。病棟内の不適応が入院の長期化、病像の遷延化や慢性化をもたらす一因となることがあるのです。それを避けるには、退院後の受け皿を準備し、早期に退院することが望ましいと考えました。

　退院後の支援も異なってきます。統合失調症であれば、長期間の抗精神病薬投与を行いながら、社会復帰をしていきます。デイケアや作業所などが必要となる場合もあります。

　しかし、発達障害となると、定期的に相談に乗り、サポートする人は必要ですが、薬はどうでしょうか。筆者は早めの中止を考えますが、これにはエビデンスはありません。これからの課題でしょう。

　就労については、彼らの得意不得意を知り、得意を活かし不得意をカバーする就労を考えます。例えば、人との交流が苦手な人は裏方の一人仕事が得意であったり、こだわりが強い人は変化の少ないコツコツ働く仕事が得意であったり、注意が移りやすい人は動きのある仕事が得意であったり、口下手な人は有言実行と誠実さで信用を得たりすることがあります。

5 「外から目線」と「内への眼差し」—了解不能と了解可能

　これまでの成人の精神医学では、「統合失調症」が何よりも重視されてきました。典型的な統合失調症を中心に、統合失調症の微かな徴候を気づくことが、統合失調症を見逃さないためには大切と考えられ、自ずと「統合失調症圏」は広がっていきました。その統合失調症を見逃さない視点とは、多くの精神科医にとっては、精神症状を客観的に観察し記述する（すなわち記述精神病理学的な）ものだったのです（「外から目線」[1]）。

　それに対して、自閉スペクトラム症の反応性を見るという視点は、「何に、どのように、困ったのか」という主観的な体験を理解・了解しようとする「内への眼差し」となります。そうすると、「何」に困ったのか、解決することはできないか、うまくつきあうことはできないか、などと考えるようになります。負荷になっているものを取り除き、新たな負荷が加わってこじれないように気をつけていると、症状はそれなりのスピードで改善することが多いものです。精神病状態や重度の抑うつ状態を、反応性の文脈で考えられないか。内的な体験の連続性を追える、了解可能なものではないか。了解不能と言われたものを、もう一度、了解可能にすることはできないかと考えようとするのです[2], [3], [5]。

　誤解のないように付言しておきますと、筆者は「外から目線」と「内への眼差し」はどちらも大切であり、両者は相補的なものではないかと考えています。

6 おわりに

　成人の患者さんに発達障害があり、ストレスなどに反応している
ところがあると気づくことによって、患者さんの困っていること
や、気持ちや考えがよりよくわかるようになりました。そして、ど
のように生きていけば、どのような場があれば、障害をもつ人とし
てではなく、その人なりに生きていけるのかと考え、そのようなこ
とを患者さんと話し合うのが、治療や支援というものではないかと
思い、日々の臨床を行っています[1), 4)]。

【参考文献】

1) 青木省三：“ぼくらの中の発達障害”，ちくまプリマー新書，筑摩書房 (2012)．

2) 青木省三・村上伸治編：“大人の発達障害を診るということ”，医学書院 (2015)．

3) 青木省三：“こころの病を診るということ 私の伝えたい精神科診療の基本”，医学書院 (2017)．

4) 青木省三：“ぼくらの中のトラウマ”，ちくまプリマー新書，筑摩書房 (2020)．

5) 青木省三：反応性からみた成人期の自閉スペクトラム症．“発達障害の精神病理Ⅱ”（内海健ほか編），星和書店 (2020)．

6 注意欠如・多動性障害 (ADHD)をもう一度考える

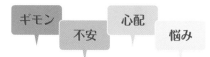

ギモン　不安　心配　悩み

注意欠如・多動性障害（ADHD）とは？

小児の注意欠如・多動性障害

成人の注意欠如・多動性障害

注意欠如・多動性障害に合併する睡眠障害

注意欠如・多動性障害の眠気

治療について

✏️ ポイント

注意欠如・多動性障害

不注意

多動・衝動性

成人期注意欠如・多動性障害

睡眠障害

過眠症

1 注意欠如・多動性障害（ADHD）とは？

　注意欠如・多動性障害とは不注意、多動・衝動性を主症状とし、生来性の脳機能障害を基盤とする神経発達症です。つまり、生まれつきの体質の問題です。

　注意欠如・多動性障害の具体的な行動特徴としては、授業中立ち歩く、じっとしていないなどの多動性、思いついたら即実行といった衝動性、うっかりミスや集中困難、忘れ物などの不注意の3つです。

　多動・衝動性が目立つタイプ、不注意が目立つタイプ、3つすべてが目立つタイプがあります。

2 小児の注意欠如・多動性障害

　年代とともに現れやすい症状に違いがあり（**表6.1**）[1]、成長とともに目立たなくなる症状もあれば、より目立つようになる症状もあります。

　小学校低学年の時は、授業中立ち歩く・他児に話しかけたりするなど、多動・衝動性が目立ちます。小学校高学年以降になってくると多動・衝動性は目立たなくなりますが、不注意症状が目立ち始めてきます。親の管理が少なくなるため提出物を忘れる、計画性や順序立てが必要な課題ができない、などの形で現れます。注意欠如・多動性障害以外にも他の神経発達症が合併することがあります。聞く、話す、読む、書く、計算するなどの学習面において障害のみられる限局性学習症、人とのコミュニケーションが苦手で、切り替えが苦手な自閉スペクトラム症（ASD）などがあります。不安や抑うつ、強迫といった情緒障害を合併することが多いことも分かっています。

表6.1　年代によるADHD症状の現れ方

	不注意	多動性	衝動性
幼児期	・不注意はほとんど注目されない	・動き回る	・いきなり駆け出す ・順番が待てない ・他児を突き飛ばす，物を取り上げる
小学生年代	・ノートがとれない ・忘れ物やケアレスミスが多い ・宿題をせず、提出物を出さない	・授業中に立ち歩く ・多弁で騒々しい ・むやみに走り回る	・軽はずみな行動やルールの逸脱、順番が待てない ・ちょっかいを出し、トラブルが多い ・道路へ飛び出す
中高生年代	・ケアレスミス、忘れ物，失くし物が多い ・整理整頓が苦手 ・うわの空に見える ・作業に集中せず脱線する ・時間管理が苦手で、大切な課題を後回しにする	・落ち着きがない ・じっとしていることが苦手	・軽はずみな行動やルールの逸脱 ・相手の話を最後まで聞けない ・感情的でキレやすい ・順番を待たねばならない環境を避ける
青年期以降	・基本的に中高生年代と同一であるが、そうした自分の特性に違和感をもつ	・落ち着きがない、必要以上に席を立つ ・じっとしていることを求められる場を避ける	・中高生年代と同様

（文献1より改変）

3　成人の注意欠如・多動性障害

　近年、注意欠如・多動性障害が小児期だけの障害ではなく、成人期にも持続する障害であることが広く認知され、注目を集めています。

　発達障害である注意欠如・多動性障害の症状は、成長につれ軽症

化する傾向がありますが、その特性は生涯にわたって存在し続けます。とくに不注意は持続しやすく、ミスの多さや指示を忘れるなどの不注意症状のために、成人になって生活に大きな支障を来たす場合も少なくありません。そのため、職場で適応できずに、不安や抑うつ気分を訴え、心療内科や精神科を受診することがあります。実際に注意欠如・多動性障害の人は、精神疾患の合併が多く、また、別の精神疾患に注意欠如・多動性障害が合併することが多いといわれています[2]。そのため、注意欠如・多動性障害の症状が合併する精神疾患の症状をマスクしてしまうこともあれば、合併する精神疾患が注意欠如・多動性障害の症状をマスクしてしまう可能性もあります。また、後述する眠気の問題が思春期以降に合併することがあり、眠気を訴えて受診することもあります。

　小児期の注意欠如・多動性障害の有病率は約5％で、成人では約2.5％といわれています。つまり、小児期に診断を受けても成人期には症状が軽快して診断を満たさなくなる方がいます（図6.1）[3]。しかし、成人になってから注意欠如・多動性障害の診断を受けた方の75％は小児期に診断をされていなかったとする報告があります[4]。注意欠如・多動性障害は生まれつきの体質であり、小児期に顕在化し、その一部が成人になっても症状が持続しているのが成人の注意欠如・多動性障害です。しかし、小児期・成人期ともに注意欠如・多動性障害と診断されている者の割合が多くないことから、成人期の注意欠如・多動性障害は、別の病態である、という考え方も出てきていますが、この考え方は一般的ではなくまださまざまな意見があります。成人の場合、年齢が上がれば上がるほど、発達歴を聴取するのが難しくなり、診断をつけることが難しくなっていることも成人の注意欠如・多動性障害を分かりにくくしている一つの要因です。

図6.1　診断の推移

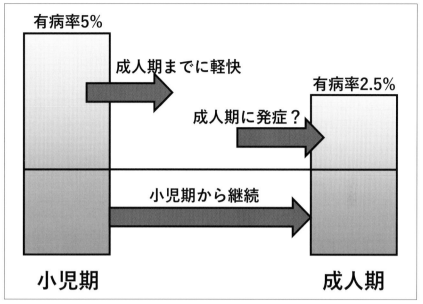

有病率5%

成人期までに軽快

有病率2.5%

成人期に発症？

小児期から継続

小児期　　　　　　　　　　　　　成人期

（文献2の図を改変）

4　注意欠如・多動性障害に合併する睡眠障害

　注意欠如・多動性障害に合併しやすい障害として最近注目されていることとして睡眠障害があります。

　夜間入眠しようとすると脚がむずむずするレストレスレッグス症候群、睡眠中に無呼吸を頻回に繰り返す睡眠時無呼吸症候群の合併が注意欠如・多動性障害では多いとされています。他にも、入眠困難や起床困難がよくみられます。夜間のゲームやインターネットなどによる夜更かしによって入眠困難や起床困難が引き起こされる場合がありますが、睡眠ホルモンの一つであるメラトニンの分泌タイミングがずれているために寝付きにくくなっている可能性があるこ

とも報告されています[5]。また、注意欠如・多動性障害は日中の眠気が強いことが分かっています。

5　注意欠如・多動性障害の眠気

　日中の過度の眠気によって特徴づけられる睡眠障害に過眠症があります。過眠症の方は、夜間十分に眠っているにも関わらず、日中眠くなり、居眠りを繰り返します。眠気は集中力低下を招き、注意散漫になることや、話を聞いていないで上の空にみえることがあります。過眠症は思春期年代に発症することが多く、注意欠如・多動性障害の方の不注意症状が目立つ年代と過眠症の発症年代が同時期であること、両方が同じような症状としてみえることから、注意欠如・多動性障害に過眠症を合併したのか、もしくは不注意症状であるのかを区別することが難しいことがあります。また過眠症の人は不注意傾向が強いことも分かっており、過眠症の約半数が注意欠如・多動性障害症状を有し、注意欠如・多動性障害の約半数が過眠症状を合併するといわれています[6]。また、注意欠如・多動性障害の治療薬として、中枢神経刺激薬があります。これは、過眠症の治療薬としても使われており、不注意症状、過眠症状の両者に効果を認めます。これらのことから、注意欠如・多動性障害と眠気は深い関係があると考えられています。

6　治療について

　注意欠如・多動性障害の治療は、小児であっても成人であっても、心理社会的治療（認知行動療法やペアレントトレーニングなど）や環境調整が中心となります。

表6.2 成人期のADHDに対する就労上の工夫

症　状	工　夫
不注意と衝動性	個室や静かな環境 デスクの位置の調整 フレックスタイムの導入 ヘッドフォンの使用 定期的なスーパービジョン 2人体制
多動性	生産的な動きの許容 活動の奨励 長時間のミーティングに休息を構造化して導入
計画性・時間管理・記憶の難しさ	タイマーの使用 メモ 予定表 その時々のフィードバック 定期的なスーパービジョン メンター ADHD者にとって退屈な作業の削減 報酬システムの導入 やることを細分化して示す 口頭の指示に加えて書類を渡す

（文献7,8より改変）

　注意欠如・多動性障害の特性に応じて、学校や職場で支援や工夫が大切です（**表6.2**）[7, 8]。中等度以上の場合は、薬物療法を検討します。薬物療法により、注意欠如・多動性障害の中核症状が軽減され、対処の仕方を身につけやすくなります。対処方法を身につけることで日常生活の困難がなくなれば服薬を中止します。

7 さいごに

　最近注目を浴びている成人の注意欠如・多動性障害や合併しやすい障害も含めて説明をしました。

　まだ、十分に分かっていないことが多いため、なかなか周囲の理解やサポートを得られず、また、周囲も困惑していることも多いかもしれません。医療と家庭、学校や職場と連携しながら一人一人に合わせた支援が行われることが重要です。

【参考文献】

1）齋藤 万比古：“注意欠如・多動症―ADHD―の診断・治療ガイドライン第4版”，第1章2 子供の発達とADHD，p.8，じほう（2016）.
2）Kessler RC, et al: The prevalence and correlates of adult ADHD in the United States: results from the National Comorbidity Survey Replication. Am J Psychiatry,163: 716-723,2006.
3）榊原 洋一：特集 注意欠如・多動症（AD/HD）Ⅰ．総論 AD/HDの疫学 成人期．日本臨牀，76（4）：566-571，2018.
4）Faraone SV, et al: Attention-deficit/hyperactivity disorder in adults : a survey of current practice in psychiatry and primary care. Arch Intern Med, 164:1221-1226, 2004.
5）Van der Heijden KB, et al: Idiopathic chronic sleep onset insomnia in attention-deficit/hyperactivity disorder: a circadian rhythm sleep disorder. Chronobiol Int, 22 (3) : 559-70, 2005.
6）Lopez R, et al: Association of Inattention, Hyperactivity, and Hypersomnolence in Two Clinic-Based Adult Cohorts., J Atten Disord, 24 (4) : 555-564, 2020.
7）霜山 祥子ら：特集 注意欠如・多動症（AD/HD）Ⅳ．特論 就労とAD/HD．日本臨牀，76（4）：650-657，2018.
8）Adamou M, et al: Occupational issues of adults with ADHD. BMC Psychiatry, 13:59, 2013.

7 子どもから大人へ
—症候は変遷するのか？

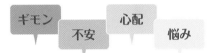

発達障害の人口は、大人の方が多い

症候が典型的なのは児童期

成長に伴う変化

生育環境の影響

症候と生活の支障との関係

ポイント

自閉スペクトラム症

注意欠如・多動症（ADHD）

児童期

成人期

1 発達障害の人口は、大人の方が多い

　発達の異常は、1970年代までは主として小児科と児童精神科の対象領域でした。

　当時、発達の異常の代表格は知的障害（知的発達症）で、子どもの時期に診断されると、あとは福祉的対応が主となり、医学で注目されることはほとんどありませんでした。

　1980年代以降、知能の異常とは異なるタイプの発達の異常を示す障害への関心が高まりました。これらと知的発達症とを併せて、2013年に出版された国際的な診断分類であるDSM-5で「神経発達症群」としてまとめられました[1]。本稿では、この神経発達症群を「発達障害」として解説します。

　子どもにおける発達障害の診断例が増えるにつれ、これらのケースが成長して成人期に達しても何らかの異常が残存して生活の支障をきたすことが稀ではないことがわかってきました。

　また、近年では、児童期に未診断だったケースが大人になってから診断を受けることも珍しくなくなりました。理論的に考えて、寿命に影響する病気とはいえない発達障害の症例数は、子どもよりも大人のほうが圧倒的に多いはずです。

2 症候が典型的なのは児童期

　発達障害の診断概念、分類、診断基準は、主として児童精神医学の研究者たちによる子どもたちの観察をもとにした他覚的所見の記載によって構成されてきました。このような経緯から、典型的な症候は児童期にみられるものを中心にまとめられました。

　たとえば、自閉スペクトラム症（ASD）における「社会的コミュ

ニケーションや相互的対人関係の質的異常」と「限局された興味や行動のパターン化」が他覚的に最も顕著となるのは3〜6歳頃です。

また、注意欠如・多動症（ADHD）における「不注意」と「多動性・衝動性」の症候は、主として小学生のケースでイメージしやすくなります。

限局性学習症（SLD）における「読むことの異常」、「書くことの異常」、「計算することの異常」は、小学生〜中学生の時期に典型的に表れます。

3 成長に伴う変化

これらの症候の見られる子どもたちがどのような成長を遂げ、どのような大人になるのかを知るには、長期間にわたる定期的な観察が必要です。

一般に、発達障害の有無にかかわらず、人は子どものうちは行動が無目的で統合されず、目先の興味や目の前にあることに飛びついてしまい、計画性のある行動がとれないものです。

成長とともに対人面における配慮、ルール遵守などの統制のとれた行動を身につけていきます。

発達障害があると、平均的な子どもの成長とはペースがずれ、成人期に達しても平均的な大人とは異なる行動特徴が残ります。ただ、大人では全体的に社会的な方向に行動が収束するため、発達障害があったとしても平均からのずれそのものを観測することが子どもよりも難しくなります。

また、症候によって、成長とともに変化するものとあまり変化しないものがあります（表7.1）。

変化する場合、原則として症候が目立たない方向に変化します。

表7.1　児童期から成人期にかけての症候の変化

診断	症候	成長に伴う変化
知的発達症	低い知能	知能が大幅に上昇する症例は稀
自閉スペクトラム症（ASD）	相互的対人関係の異常 興味の限局・行動のパターン化	軽減するがゼロにはならない 対象や様式を変えながら持続する
注意欠如・多動症（ADHD）	多動性・衝動性 不注意	軽減するがゼロにはならない 持続して、成人期のほうが問題となりやすい
限局性学習症（SLD）	読み・書き・計算の苦手さ	持続するが、IT機器等で補完できることもある
発達性協調運動症（DCD）	運動の不器用さ	持続して、ときに作業時の支障になる

自閉スペクトラム症を例にとると、幼児期には親が話しかけても視線を合わせたり返事をしたりすることもなく、言葉が出ていたとしても独り言中心であったような子どもでも、成人期にはある程度の相互的対人関係が可能になることが多いです。

　言語の発達が良好な場合、成人期には表面的な会話だけでは相互的対人関係の異常を他覚的に観測することが難しくなるほど改善するケースも多数存在します。

　一方、同じ自閉スペクトラム症の症候でも限局した興味や行動のパターン化は、対象や様式を変えながらも持続します。認知機能が発達するにつれて単純なものから複雑なもの、感覚的なものから論理的、社会的なものへと移行することが多いですが、何かに興味を集中させることやパターン化することへのエネルギーは変わらない印象を受けます。

4 生育環境の影響

　生来の特性として有している発達障害の症候固有の変化に加えて、個々の人が育つ環境から受ける心理的な影響によって、症候が修飾されます。

　また、生活環境の中で慢性的にストレスや、ときにトラウマといってもよいような体験を重ねることによって、多くのケースで不安やうつなどのいわゆる「二次障害」が、さまざまな形で付加されます。こうなってくると、発達障害の症候はあくまで問題全体のごく一部にすぎなくなってきます。

　二次障害では、心因性に生じると考えられるあらゆる精神症状が生じ得ます。

　二次障害が加わってきた発達障害の人たちは、自信がない、または過剰な自信と脆さが共存している状態となり、対人関係に対する不安や他者への不信が強くなります。

　将来に対する漠然とした不安と、それを打ち消そうとするかのような日常の細かいことへの強いとらわれなどが見られることもあります。不登校やひきこもりの状態となる人たちも多いことが知られています。

　図7.1に、ライフステージの移行に伴う症候の表れ方の推移のイメージを示します[2]。

　このように、成人期以降には発達障害本来の症候は目立たなくなり、二次障害の症候が前景に立つことも稀ではありません。この場合、精神科でトータルな治療を行う必要があります。

図7.1 ライフステージの移行に伴う症候の表れ方の推移のイメージ

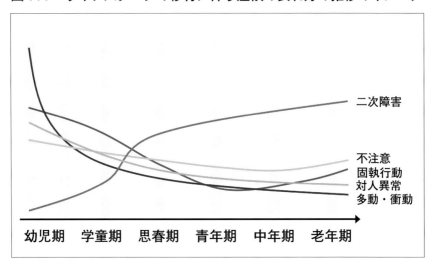

二次障害

不注意
固執行動
対人異常
多動・衝動

幼児期　学童期　思春期　青年期　中年期　老年期

5 症候と生活の支障との関係

　発達障害の症候は、児童期の他覚的所見から定義されてきました。言い換えれば、周囲の大人からみた行動特徴です。そのような行動特徴を示す子どもでは、生活になんらかの支障があるだろうという前提がありました。

　では、成長とともに他覚的な行動特徴が目立たなくなれば支障が減るかというと、けっしてそんなことはないことが、近年では当事者の発言などから明らかとなっています[3]。

　他覚的な行動としては軽微になっていても、本人が主観的に感じる生活上の違和感はむしろ重篤な場合があります。したがって、発達障害の支援は、あらゆるライフステージにわたって継続的に行っていくことが重要です。

【参考文献】

1) American Psychiatric Association: "Diagnostic and Statistical Manual of Mental Disorders, 5th ed. (DSM-5)"、APA, Washington DC(2013).

2) 本田秀夫：子どもから大人への発達障害診断. 岩波明（監修）："おとなの発達障害－診断・治療・支援の最前線－"、光文社新書、p.133-156、光文社（2020）.

3) 片岡聡：自閉スペクトラム症（ASD）者の視点から見た大人の発達支援の問題点. 精神科治療学 32（12）：1649-1654, 2017.

発達障害に対して
医療ができること
―診断から治療へ―

発達障害があると、困ることが多いのです。

一人で努力しても限界があります。そんな時は、人に助け
を求めてみてはどうでしょうか？完璧な人は誰もいません。
上手に人に助けてもらうことも、生きていくためには大事
なスキルです。支援者はそのために存在します。

「自分と同じ悩みを持っている人が他にもいることがわ
かって良かった」

デイケア、ショートケアプログラムに参加された方の多く
が感想として述べられています。他者に対する関心が乏し
くなりやすい自閉スペクトラム症（ASD）ですが、必ずしも
孤立を望んでいるわけではありません。お互いの悩みを共
有できる相手がこれまでいなかったのです。デイケアでは
同じ特性をもち、同じ悩みをかかえている仲間（ピアと呼
びます）と一緒に、対人コミュニケーションなど、発達障
害の人が苦手としているスキルを学びます。

支援者も交えて、お互い助けあいながら学んでいきません
か？

8 発達障害に対して医療ができること
～診断から治療へ～

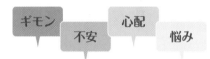

ギモン　不安　心配　悩み

新たな発達障害への取り組み

「適切な診断」についての関心の高まり

発達障害に対する医療の役割～診断から治療へ～

✏ **ポイント**

発達障害
自閉スペクトラム症
注意欠如多動症
診断
治療

1 新たな発達障害への取り組み

これまで発達障害といえば、知的障害を伴う自閉症を主に指していました。しかし、近年になって大きな発見がありました。アスペルガー症候群に代表されるような、知的障害を伴わない発達障害の人たちが、数多く存在していることが明らかとなったのです。

彼、彼女らは成人となるまで障害に気がつかれず、性格的な問題、教育の問題としてみなされ、支援が得られぬまま、当事者やご家族が苦悩している状況でした。これらの知的障害を伴わない発達障害、とくに成人例に対する取り組みが本格的に始まったのは、ほんの十数年前のことです。

我々の想像をはるかに超える方々が、発達障害の特性による困難を経験していました。診断を求める人々が殺到する一方で、成人を対象とする精神科医あるいは心理士の大部分は、未知なる発達障害に対する理解が追いついていませんでした。

精神科を標榜しているクリニックや病院でさえも、「発達障害は専門ではないから」との理由で患者の受け入れを断ることがごく普通にみられたのです。受診を希望される方々は行き場を失い、特定の病院やクリニックに集中する事態に陥り、当事者たちのニーズに精神医療が応えられない状況となっていました。

2 「適切な診断」についての関心の高まり

その危機的状況に対応するため、精神医療の側でも発達障害に対する関心が非常に高まり、精神神経学会などの精神科関連学会においても、発達障害に関連する発表やシンポジウムは活況を呈していました。その結果、最近では発達障害の診療をする施設は増加して

おり、十分ではないものの、受け皿は以前より広がりをみせています。

　発達障害の診療に関して、医療の入り口である、「適切な診断」について最初に関心が集まりました。

　当事者の側からみると、発達障害に関して精神医療への信頼性がまだ十分に醸成されておらず、専門医でないと適切な診断ができないのではないかとの思いがあります。

　医療の側からみると、受診された方が話す内容にはバイアスがかかるため、客観性の判断に難渋することがあります。自身の苦悩が強すぎるあまり、それを発達障害として理解したい思いが先行し、「発達障害になりたがる」状況となっている人たちも少なからず存在しています[1]。これらのことから、発達障害の過少〜過剰診断の問題など、診断の妥当性について関心が高まることは、必然であったでしょう。

　当事者側の精神医療への信頼感の乏しさ、医療側からみた受診者から得られる情報のバイアスの問題などが重なり、発達障害を客観的に診断する手段が求められています。その有力な候補としてMRI（核磁気共鳴画像法）等を用いて脳の活動を測定する機能的脳画像による診断があります[2]。しかしながら、依然として研究段階であることを認識するべきでしょう。生物学的な指標を補助的に用いて診断していくことは、今後の精神医療が目指すべき方向性として非常に重要です。しかし、まるで既に完成された手段かであるように説明を行うことは、客観性の衣をまといながら、発達障害の当事者や家族をミスリードするものと考えます。

　発達障害への「適切な診断」を目指す作業は、現在も精力的に続けられています。

　しかし、この作業のゴールは今もみえていません。発達障害への

診療経験が積み重なるにつれて、発達障害に関して日々新たな発見があり、精神科医の中にある診断の概念そのものが微妙な改変を繰り返しています。診断基準は厳として存在しているため、それに基づいて診断することは当然のことです。しかし、同時に現実に則してバージョンアップしていくべきであるとも考えます。臨床診断の洗練と最先端の生物学的知見の融合により、「適切な診断」への道筋がつくことも、そう遠くないであろうと期待しています。

3　発達障害に対する医療の役割～診断から治療へ～

　発達障害の診断への関心が高まり、洗練されつつある一方で、診断された後のこと、医療の本来の役割である「治療」についての取り組みは後回しにされています。

　診断はその後の支援および治療的手段とセットであるべきで、診断のみで終わってしまっては、単なるレッテル貼りになりかねません。当事者の立場からすれば、発達障害の診断となるか否かは本質的にはどうでもよく、抱えている困難や苦しみを解決する手段を皆求めています。

　発達障害は生来的な脳の障害に由来しており、現時点においてはその特性を根本的に消失させる治療法は存在していません。

　注意欠如多動症（ADHD）に関しては、メチルフェニデート徐放剤など症状を軽減させる薬物治療がありますが、あくまで服薬中の症状軽減にとどまります。

　自閉スペクトラム症（ASD）に至っては、有効性が確立された薬物治療はありません。

　それでは発達障害に対して、診断以外に医療は何ができるのでしょうか？「治らない」と一刀両断されがちな発達障害をもつ人た

ちが、時間をかけながら変化していく様を我々はみてきました。

　発達障害の治療・支援について、現状におけるエッセンスをPart2では盛り込んでいます。

　発達障害による同様な悩みを抱える人たちで構成されるデイケアプログラムは、現状における成人の発達障害への治療の中心であると私は考えています[3]。そのほか、大学生、ひきこもりへの対処、就労支援、家族支援など、関心が高い内容について、それぞれの分野におけるエキスパートの方々に説明していただきました。また、最近注目されているロボットを用いた発達障害の治療についても、最新の研究成果も含めて概説していただきました。「発達障害とは何か」といった診断をめぐる議論から発展させ、医療の本来の役割である治療・支援について、より深く検討する時期にきているのではないでしょうか。

【参考文献】
1) 太田晴久, 加藤進昌：発達障害とは：発達障害診断をめぐる問題. 小児科＝Pediatrics of Japan, 58；179-184, 2017.
2) 太田晴久, 丹治和世, 橋本龍一郎ほか：アスペルガー症候群の臨床と脳画像研究（特集 脳科学で解き明かす精神神経症候）. Brain and Nerve, 70；1225-1236, 2018.
3) 太田晴久：デイケアを活用した発達障害の治療（特集 大人の発達障害）. 精神科治療学, 32；1637-1642, 2017.

9 デイケアプログラム
―仲間と共に学び成長する場―

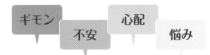

発達障害の治療とは―治る？治らない？―

デイケアとは？

デイケアではどのような支援が受けられるのか？

デイケアは仲間と共に成長していく場

ポイント

発達障害

自閉スペクトラム症

注意欠如・多動症

デイケア

心理社会的治療

発達障害専門プログラム

1　発達障害の治療とは―治る？治らない？―

　発達障害の治療で目指していくのは、治る／治らないではなく発達障害の特性によって、現在の生活にうまく適応できないために、感じている「生きづらさ」を少しでも減らすことです。自閉スペクトラム症（ASD）によって生じた生きづらさに起因するうつ状態や睡眠障害に対して、薬が処方されることはありますが、自閉スペクトラム症には根本的に効く薬物はありません。また、注意欠如・多動症（ADHD）には、いくつか薬はありますが、あくまでも特性をコントロールして日常生活や仕事での支障を軽減するための一助となるものであり、すべてを解決できるものではなく限界があります。そのため、発達障害があっても、適応していけるようなコーピングスキル（対処法）を身につけていくことが必要になります。

　そのためには、
　①自分の障害特性について理解すること
　②職場や生活の場面で、自分の特性にあった環境を選択すること
　③困った時に、周囲に助けてもらえるよう調整すること
が重要です。
　また発達障害の方は、得意なことと苦手なことの差が大きいために、挫折や失敗体験が多くなりやすい結果、自己肯定感（自分に自信をもつ感覚）が低い方がたくさんいます。
　さらに、予測や計画を立てることが苦手なため、自分の将来について漠然としか考えることができず、大きな不安を抱えている方も多いことから、自己肯定感の獲得と不安の軽減も治療の目標となります。

2 デイケアとは？

デイケアとは薬物療法のような生物学的治療を補完する心理社会的治療の1つです。精神疾患や生きにくさをもたらす発達障害特性をもつ方が集団療法プログラム（グループワーク）に取り組み、心身の状態の安定や社会に適応するスキルを身につけたり、自分と似た特性をもつ仲間と支えあったりする過程で自己理解を深めていくことを目的とした支援の場です。

支援するスタッフは、医師、看護師、精神保健福祉士、公認心理師、作業療法士等の各専門職があたり、それぞれのスタッフが専門性を発揮し、支援を行っています。

3 デイケアではどのような支援が受けられるのか？

昭和大学附属烏山病院のデイケアでは、発達障害に特化した専門プログラムを行っており、自閉スペクトラム症と注意欠如・多動症それぞれのプログラムがあります[1]。

プログラムの目的は
①お互いの思いや悩みを共有する
②新しいスキルを習得する
③自己理解を深める
④より自分自身に合った「処世術（対処スキル）」を身につける
⑤同質な集団で新たな体験をする
の5つとしています。

1回3時間、参加者10～12名に対して、2名以上のスタッフで、年齢や社会経験（就労の有無）など対象者の背景に合わせたグループ分けをして実施しています。

3-1 自閉スペクトラム症専門プログラム

　自閉スペクトラム症専門プログラムは、全20回で構成されています（**表9.1**）。

　認知行動療法をベースとして、コミュニケーションプログラム、心理教育、ディスカッションを実施していきます。

　コミュニケーションプログラムでは、社会に適応した行動について取り上げます。例えば、「話を続ける・終える」等のスキルを学び、それによって相手はどんな気持ちであるかを考え、各自ができる範囲で社会に受け入れてもらいやすい行動や感覚を身につけることを目指します。

表9.1　ASD専門プログラム

回数	プログラム内容	回数	プログラム内容
1	自己紹介・オリエンテーション	11	上手に頼む／断る
2	コミュニケーションについて	12	社会資源
3	あいさつ／会話を始める	13	相手への気遣い
4	障害理解／発達障害とは	14	アサーション
5	会話を続ける	15	ストレスについて
6	会話を終える	16	ピアサポート②
7	ピアサポート①	17	自分のことを伝える①
8	表情訓練／相手の気持ちを読む	18	自分のことを伝える②
9	感情のコントロール①（不安）	19	感謝する／ほめる
10	感情のコンロトール②（怒り）	20	卒業式／振り返り

　心理教育プログラムでは、発達障害特性の正しい理解やストレスへの対処法、感情コントロールの方法、社会資源（各種制度、福祉サービスなど）に関する情報を学習していきます。

　ディスカッションを行うプログラムでは、生活の中で困っていることや対人関係などをテーマに、参加者同士が悩みを共有し、解決策を考えていく過程を通して、自己認知の促進や共感的な行動を高めていくことを目指しています。

　参加者同士でサポートや助言をし合う活動は「ピアサポート」とも言われています。

　ピア（peer）とは同じような立場や境遇、経験等を共にする人たちを表す言葉で、「仲間」を意味しますので、ピアサポートとは「同じような立場の人によるサポート」「対等な関係性の仲間で支え合う」といった意味になります。

　近年では、精神保健福祉領域だけでなく、癌を経験した者同士、子育て中の母親同士など様々な場面で使われ始めています。これまで、自分の悩みや困りごとについて周囲に理解されなかった発達障害者にとって、自分の悩みを否定されず「分かる」と言って聴いてもらえる環境は安心感を与えてくれます。また、自分のアドバイスが他者の役に立つという経験は成長や自信にもつながることが期待できます。同じ悩みをもつもの同士だからこそできる仲間の力に基づいた支え合いの形の1つです。

3-2　注意欠如・多動症専門プログラム

　注意欠如・多動症プログラムは全12回で構成されています（**表9.2**）。

　内容は、注意欠如・多動症を正しく理解するための心理教育に

表9.2　ADHD専門プログラム

回数	プログラム内容	回数	プログラム内容
1	オリエンテーション	7	多動性／ディスカッション
2	ADHDを知る／ディスカッション	8	衝動性／ディスカッション
3	認知行動療法	9	衝動性（金銭管理）
4	不注意／ディスカッション	10	ストレス対処法／気分転換／環境調整
5	不注意（計画性・時間管理）	11	対人関係（家族編＋職場編）
6	不注意（忘れ物）	12	まとめと振り返り

よってディスカッションを円滑に進めるための共通言語を学ぶことからはじめます。

　自閉スペクトラム症の参加者に比べると発言が活発になりやすいため、ディスカッション中心のプログラム構成となっています。

　注意欠如・多動症特有の認知行動パターンの理解や自分にとってストレスや生きづらさをもたらす認知があることを知ることに加えて、参加者同士のディスカッションを通して、不注意、多動性、衝動性についての困難や対処法などについて話し合います。

　参加者の経験を共有して対処法のバリエーションを増やすことによって注意欠如・多動症特性による悪循環を防ぐこと、また同じ生きづらさをもつ仲間同士の支え合いによる自己理解促進や自己肯定感の向上を目指していきます。

3-3 専門プログラム以外のプログラム

　デイケアでは専門プログラム以外にも、さまざまなプログラムを実施しています。対象は自閉スペクトラム症、注意欠如多動症に限らず、他の疾患の方も参加されます。例えば、社会生活スキルトレーニング（Social Skills Training：SST）は、対人関係を中心に、苦手な場面や上手に過ごしたい場面を想定して練習していくプログラムです。

　「残業を上手に断りたい」

　「デイケアで初対面の人に話しかけて仲良くなりたい」

　「苦手なことを話題にされた時の対応の仕方」等、

　具体的なテーマをもとに、それぞれの場面でどのような言葉を選べばよいか、表情や声のトーン、視線の合わせ方について、グループ内で意見を出し合いながら学んでいきます。

　そして、出された意見をもとにロールプレイ（実際に練習してみること）や、宿題という形で実際の生活の中で実践していきます。

　その他、就労を目指す方には「就労準備プログラム」があります[2]（表9.3）。

　このプログラムの目的は、実際の作業やコミュニケーションを通して、就労するために必要なスキルを身につけることです。ハローワークや企業人事担当者から就業の現状や制度、支援体制などの話を聴き、就労のイメージをもつことも目指しています。

　また、一人暮らしを目指す方には、視覚情報の理解が得意という特性を踏まえた調理実習のプログラムもあります[3]。

　これは、料理本によく出てくる「少々」や「適量」といった表現をなくし、切った後の材料の大きさ、分量、作業工程を全部写真で図解しているテキストを使用し、実施しています。さらに、自閉ス

表9.3　就労準備プログラムの例

回数	プログラム内容	回数	プログラム内容
1	オリエンテーション／働くとは？	8	特例子会社見学ツアー
2	身だしなみについて	9	報・連・相、質問
3	就労移行支援事業所について	10	履歴書の書き方
4	電話のかけ方・受け方	11	面接練習会
5	ハローワークについて	12	就労者の体験談
6	作業体験プログラム	13	振り返り
7	企業の立場から		

ペクトラム症の特性の中でも自閉度が高く、言葉が少ない方には、他の人達と集団として行動したり、これまで経験することができなかったこと（みんなでお出掛けする、外食をするなど）に取り組むといった、グループでの体験を重視したプログラムもあります[4]。

3-4　個別支援

　グループプログラムでは解決が難しい個人それぞれの困りごとについては、担当スタッフと相談しながら解決していきます。

　同じように表出された困りごとであっても、その理由や背景は個々に大きく異なるため、個別支援も欠かせません。

　成人における生活面の課題に関しては、障害特性とそれまでの経験が複雑にからみあっていることも多く、生活様式の変更や課題解決に至るまでは長期間かかることもあります。スタッフは相談しやすい環境や雰囲気を整え、相談や助けを求めやすいような工夫をし

ています。

4 デイケアは仲間と共に成長していく場

　発達障害の方にとって、本人が安心できる場や仲間の中で、学習や成功体験を積み重ねることは非常に意味があることです。似た特性をもつ仲間たちと一緒に活動をすることで、苦しさや生きづらさを抱えているのは「自分ひとりではない」と気づくことは心の安定につながります。安定することで、自己肯定感や他者への信頼感も回復します。

　デイケアのプログラムは基本的に他の人たちと一緒にグループで行います。社会へ復帰／参加していく仲間たちの姿を見ることで、自分自身の未来のイメージを持てるようになり、安心や社会参加への動機づけへとつながります。これまで他者とのつながりをもちたいと感じながらも方法がわからず、孤立やつらい経験を積み重ねてきた本人にとって、デイケアが仲間と集まる場所としても大きな役割を果たしていると言えます。他者と集う場があること自体が、ひきこもりやうつ症状などの二次障害を防ぐためにも効果的だと言えます。

　このようにデイケアでは、他者と関わる経験を積み、自分自身について理解を深め、少しずつ自信をつけ、社会とつながる方向へと向かっていく準備をするための役割を果たしていると考えています。

【参考文献】
1）水野健，五十嵐美紀，岩波明：成人期の発達障害に対する集団プログラム．総合リハビリテーション，46（9）：827-831，2018.

2) 村上あゆみ，牧山優：デイケアでの就労支援プログラムについて．心と社会，51（1）：44-50，2020.
3) 遠藤由美子，今井美穂：発達障害の自立へ向けて−調理プログラム．心と社会，51（1）：84-91，2020.
4) 大岡由理子，福島真由，水野健：成人になった自閉症者を支えるプログラム．心と社会，51（1）：64-69，2020.

用語の説明

アサーション：

　アサーション（assertion）とは、自己主張のスタイルの1つです。自身の意見を押し付けず、逆に意見を言うことを我慢せず、話す側、聞く側それぞれがお互いを尊重して、率直に自己表現を行なうスタイルです。自分も相手も大切にした自己表現となるので、「自他尊重のコミュニケーション」とも言われています。より良い人間関係を構築するためには重要なもので、その練習方法であるアサーショントレーニングが知られるようになりました。

　例えば、仕事で書類を作成するように頼まれたが自分は忙しく手が離せない場面でアサーションを用いると「今、忙しくて手が離せない状態なんです。お手伝いしたいんだけど、自分も期限が迫った作業があって、手一杯だから、他の人をあたってもらってもよいですか。」と言うことができます。相手が頼んできた背景や意図に対する理解を示したうえで、自分の現状を明確に伝え、断ることができています。

　同じ断るでも「できません」とだけ言い、周囲から冷たい人だと思われたり、逆に断れずに受け入れて自分の仕事が後回しになることを回避できます。プログラムでは、伝え方に加え、言葉以外の表現（身振りや表情など）も合わせて学んでいきます。

10 大学生の発達障害・ひきこもり
—大学における支援—

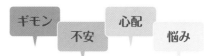

ギモン　不安　心配　悩み

大学における発達障害学生数
発達障害学生の困りごと
発達障害学生に対する支援
発達障害とひきこもり

✏ **ポイント**

発達障害学生
障害学生支援
自己理解
コミュニケーションスキル
ひきこもり
切れ目のない支援

1 大学における発達障害学生数

　日本の大学には、発達障害学生はどのくらいいるのでしょうか。

　毎年、日本学生支援機構が全国の高等教育機関に悉皆調査を実施しています（悉皆調査（しっかいちょうさ）とは、調査対象の全てに調査を実施すること。全数調査ともいい、サンプリング調査（標本調査）の対をなす）（**図10.1**）。「障害学生」とは、手帳を取得しているか、もしくは、診断を受けている者を指します。令和元年度では、発達障害（診断有）の学生は全国に7,065人（全障害学生の18.8％）在籍しています。高等教育機関（以下、本稿では「大学」）に進学する障害学生は年々増えていますが、平成28年の障

図10.1　高等教育機関における障害学生数

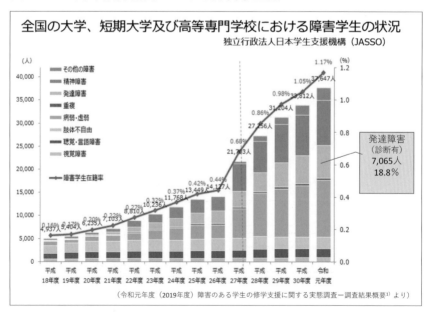

（令和元年度（2019年度）障害のある学生の修学支援に関する実態調査－調査結果概要[1]より）

害者差別解消法施行以降、とくに精神障害・発達障害は認知度の向上により把握が進んできています。

　加えて発達障害の場合は、大学に入ってからその特性による不適応が顕在化したり、二次障害を主訴に、相談につながったりするケースも多いため、未診断の学生 2,854 人も、何らかの支援を受けながら大学生活を送っています[2)]。実際には、現場で学生支援に関わる医療や心理系専門職の実感からすると、上記よりかなり多い数の発達障害あるいはその特性を抱える学生が大学にはいるように思われます。

2　発達障害学生の困りごと

　発達障害学生には、大学生活を送る上でどのような困難があるのでしょうか。

　高校までとの大きな違いは生活も学びも構造化されていないということでしょう。受験勉強のように、あらかじめ答えがあって解法が定まっている『学習』は得意であった者でも、専門分野の『学修』にはこうした明確な"枠"がありませんし、学業だけでなく生活も自律的に管理していかねばなりません。

　変化への適応が難しい学生は、入学早々からつまずくこともあります。

　コミュニケーションが苦手な学生は、たとえクラスやサークルに所属していても、話題（とくに雑談）についていけない、インフォーマルに学生間で共有される情報（テストの過去問や教員の人柄など）が得られないなどで孤立感を深めていきます。

　また、座学の講義は問題なくても、手先の不器用さや不注意から実験がうまくいかなかったり、円滑なコミュニケーションが取れず

表10.1　発達障害学生の困りごとの例

学業・進路	・先生が一度に多くのことを伝えてきて混乱する ・指示を聞いただけでは理解できない ・2つ以上のことを同時にこなせない ・ノートを取る時にレイアウトを気にしすぎてついていけなくなる ・物忘れが多い ・長期的な実験計画を立てても、変更があると1からに戻る ・ザワザワした授業だと必要な情報が聞き取れない ・作業をするときに脱線しやすい ・切羽詰まらないとレポートができない ・レポートの取りかかりに時間がかかる ・レポートの書く内容を吟味し過ぎる ・就職活動がうまくいかない ・就職することに不安がある
コミュニケーション	・相手の質問、指示の意図が読みにくい ・友達との話が続かない／距離を置かれる ・視線が合わせられない ・大学生特有のノリについていけない ・興味関心や考え方が合わない ・高校と違い部活がないため相手の価値観が読みにくい ・グループで作業をするとき、周りのペースに合わない ・3人以上だと、発言するタイミングが掴めない ・アルバイトの面接が苦手／長く続かない ・簡単な質問や相談ができず、トラブルに ・勘違いや思い違いが多い ・独り言が出る ・メールやLINEに即応するのが苦手 ・SNS上で匿名で陰口を言われたことがある

心身の状態	・嫌な記憶の想起 　ー過去の嫌な経験が頭の中で映像として流れる 　ー少しのミスでも、後でフラッシュバックしてパニックになる ・認知・心理 　ー自信が持てない／自己評価が低い 　ー無気力状態に陥ることがある 　ー周囲が自分の行動をどう思うか考えてしまい、自分のやりたいことが 　　気持ちよくできない 　ー相手に不快なことをされても我慢してしまう ・感覚過敏・不眠 　ー苦手な音がある 　ー眠れない／起きられない
その他	・新型コロナウィルスの影響 　ー学校に行くことが減り、活動が制限される 　ーオンライン授業に慣れない（操作、視線の向け方、発言のタイミング） 　ー授業ごとの課題が増加、対処しきれず溜まってしまう 　ー閲覧期限が課目によって異なり予定管理が困難 　ー教員とのメールのやり取り 　ー自宅だと勉強スイッチが入らない 　ー課題や授業に集中できず、無駄な時間を過ごす

にグループワークや臨地実習でトラブルが生じたりします。

　想像力に困難のある学生は、卒業研究でも目的や計画を自分で考えることが難しいです。一向に手がつかないまま、ゼミで教員から指導されて落ち込んでしまい、そのまま不登校になってしまうケースもあります。

　現在は新型コロナウィルスの影響により、多くの授業が遠隔で行われています。大学に行かなくて済むのは、発達障害学生にとって楽かというと必ずしもそうではなく、在宅学習では集中できない、レポート課題がどんどん溜まってしまうなど、ストレスが大きくなっているという声も聞かれます（表10.1）。

　さらに卒業期は、研究と並行して就活をしなくてはなりません。

　しかし、そもそも何がしたいのかわからない、エントリーシートが書けない、面接で臨機応変な応答ができないなどで、すっかり自信を失い、将来に対して絶望してしまう学生も少なくありません。

　発達障害学生は、最高年次に在籍する者の約7割しか卒業できていません[3]。卒業後の進路も通常の就職をする割合は一般学生の半分程度[3] で、発達障害学生の就職率は全障害種の中で最も低いのが現状です[2]。

　中途退学や進路未定での卒業は、そのまま社会との接点を失ってひきこもりになってしまう可能性があるので、大学後を見据えた支援は喫緊の課題とされています。

3　発達障害学生に対する支援

　では、大学において発達障害学生はどのように支援されるのでしょうか。

　障害者差別解消法により、障害学生への支援体制整備が進められ

ています。大学の設置者や規模などによって支援に関わる部署の組織構成や専門職の配置状況はさまざまですが、心身の健康管理をする保健管理センターや学生相談室、就活を支援するキャリアセンターなどに加えて、障害学生支援を担う部署を設置する大学が増えています。

　障害学生支援部署では、障害がある学生の修学上の「アクセシビリティ」を保障するために、環境調整をしたり、授業担当教員に「合理的配慮」の実施を依頼したりしています。アクセシビリティとは、授業や大学で行われるさまざまな活動への参加や情報取得のしやすさのことで、本人からの申し出に応じて、障害ゆえの障壁をできる限り取り除くための個別的な工夫や対応が合理的配慮です。さらに大学では支援部署間で連携しながら、カウンセリングなどの授業関連以外の支援も行われています。

　とはいえ、発達障害学生に対する支援は、特性の個人差が大きく、環境調整や支援機器の利用などの対応では済まないことが多々あります。

　また、大学生になって初めて診断される場合だけでなく、幼少期から本人は知らないままで周囲から配慮されてきたというケースもあります。

　学生本人が自分の特性を理解しておらず、援助の求め方もわかっていないため、必要な支援につながりにくいことが、発達障害ならではの支援の難しさになっています。

4　発達障害とひきこもり

　ひきこもりはそれ自体が障害や病気というわけではありませんが、心の病気・不調がそのきっかけや背景になっていることが少な

くありません。とくに発達障害との関連で言えば、苦手なコミュニケーションにより生じた人間関係のトラブルがひきこもりのきっかけになることがあります。

また注意欠如多動症（ADHD）では睡眠障害をともなうことが多く、昼夜のリズムの乱れや日中の眠気が学生生活を困難にし、これにネットやゲームへの没入傾向が重なって、ひきこもりの状態となるケースもあります。

発達障害について未診断の場合でも、抑うつ状態や不安障害、強迫性障害など、発達障害のいわゆる二次障害がひきこもりの背景になっていることがあります。

いずれの場合も、学生本人がひきこもりを主訴（困りごと）に誰かに相談することは稀です。

ひきこもりは長期化するほど回復が困難になるため、早期に支援につなぐことが重要です。家族と同居する学生の場合は、親からの相談をきっかけに、また一人暮らしの学生の場合には、出席や単位の取得状況より、不登校に気付いた大学教職員から家族や本人にアプローチすることで、支援につながる可能性が拡がります。

ひきこもりには、訪問や外部機関への同行など、支援者が学外に出て積極的に働きかけるアウトリーチ支援やピアサポートの有効性も指摘されており、こうした支援に取り組んでいる大学もあります。

5 まとめ

発達障害学生には、修学上の支援のみならず、生活管理、社会的スキルの指導、適性に合った進路選択、就労支援も必要です。

自分の権利やニーズ、意思などを表明することが難しい人の代わ

りに権利を擁護する行為を「アドボカシー」と言います。発達障害のある大学生には、自身によるセルフアドボカシーができるよう、まずは自分の特性について理解し、適宜必要な支援を求めていく力を身につけてほしいものです。

　さらには、社会に出た後を見据えて、在学中から学外の支援機関とつながっておくことも重要です。

　専門医療機関では成人の発達障害者を対象として、自己理解やコミュニケーションスキルの向上を目的とするショートケアプログラムが実施されています。現在これを基に、ニーズのある大学生を対象とする集団プログラムの開発・試行が進められています。

　大学内の支援部署間のみならず、学外の医療や福祉機関、さらには家族や仲間（友人・当事者同士・支援学生など）が連携しながら、入学から卒業、そして社会参加までのプロセスを、切れ目なく包括的に支援する体制を整えていくことが望まれます。

【参考文献】

1) 日本学生支援機構：障害のある学生の修学支援に関する実態調査，（2020）
https://www.jasso.go.jp/gakusei/tokubetsu_shien/chosa_kenkyu/chosa/index.html

2) 日本学生支援機構：令和元年度（2019年度）大学，短期大学及び高等専門学校における障害のある学生の修学支援に関する実態調査報告書，（2020）
https://www.jasso.go.jp/gakusei/tokubetsu_shien/chosa_kenkyu/chosa/__icsFiles/afieldfile/2020/04/02/report2019_0401.pdf

3) 高橋知音：発達障害・精神障害学生支援の課題—発達障害，大学，短期大学及び高等専門学校における障害のある学生の修学支援に関する実態調査分析報告（対象年度：平成17年度（2005年度）～平成28年度（2016年度））改訂版，第4章，p.75-99（2019）
https://www.jasso.go.jp/gakusei/tokubetsu_shien/chosa_kenkyu/chosa/__icsFiles/afieldfile/2019/03/19/a2016_06_chapter4-1.pdf

発達障害当事者手記

1. はじめに

　私は、2011年、28歳のときに昭和大学附属烏山病院で発達障害の診断を受け、専門プログラムに参加しました。

　その後、支援を受けて、就職、結婚もしました。

　私の経験が他の当事者や支援者、研究者のために少しでも参考になれば幸いと考え、これまでの経緯をご紹介します。

2. 幼少期から診断まで

　幼少期から、近所の鉄道路線の駅名を全部暗記するなど、発達障害らしい特性はあったかと思います。

　とくに中学校入学以降、友人の作り方、関係の深め方がわからなくて、孤独感には悩みました。学習面でもこだわりがあって、理科系の得意科目は好きで勉強していましたが、英語等の苦手科目については、学習の意義から疑問をもって、なかなか意欲がわきませんでした。

　総合的にはそれなりの成績で、大学院の修士課程まで進学しました。しかし、研究室の人間関係や研究テーマの悩み、就職活動の失敗等のため、気分が落ち込み、うつ状態の診断を受けて休学。

　数年間自室でひきこもり生活をしました。心配した家族が烏山病院の初診の予約を取り、診断に至りました。

3. 専門プログラム及びその他の支援について

　烏山病院では、毎週水曜日に専門プログラム、その他の平日には一般のデイケアに参加しました。自分と同じような特性を

もつ仲間たちと交流し、プログラムに積極的に参加していくなかで、自信を回復できていったように思います。

　障害者手帳の交付を受け、地域の就労支援センターに利用者登録し、職場実習等の支援を受けました。

　デイケアの就職支援プログラムにも仲間たちと一緒に参加し、徐々に意欲を高めることができました。スタッフの薦めもあって現在の職場に応募し、就職しました。

4. 就職から現在まで

　就職してから環境に慣れるまで、最初の数年はとくに苦労しました。就労支援センター職員の定期的な職場訪問等の支援を受け、徐々に慣れていきました。

　窓口や電話応対等はどうしても苦手なので配慮をいただき、その分得意なPCの操作等に集中しました。

　業務で必要な表計算ソフト等の操作について、もともとある程度自信はありましたが、さらに効率化のためにショートカットキーや関数の知識をその都度調べたりして、業務改善につなげました。

　簿記の知識なども改めて勉強し、日商簿記検定二級を取得しました。

　仕事も安定してきたところで、生活面でもやはり親から独立して自分の家庭をもちたいという希望が強くなってきました。

　日常の中で異性とのご縁は期待できないと考え、障害者対象の婚活パーティーに参加しました。そこで出会った女性と順調に交際し、2019年に結婚しました。現在も安定して良好な夫婦関係を継続できています。

5. おわりに

　私は、苦手なこともあり、苦労もしてきましたが、良い支援にご縁

があり、現在は安定して生活できています。

　どのような特性に生まれた人でも、等しく幸せに生きられる社会になってほしいと思います。

▶主治医から

　岩崎さんとは、私の外来でお目にかかるようになってから既に10年になります。個人情報になるので、細かな症状の記載は控えますが、典型的なアスペルガー症候群の方と言えると思います。今でも思い出すのは、最初の診断で臨床心理士にADOSという、国際的にゴールドスタンダードとされている自閉症診断基準を使って診断してもらうと閾値以下だったことです。それだけ、年齢を重ねて一見適応的に振る舞うことを身に着けてきた、高い知的能力があったということです。岩崎さんは最難関と言われる大学の卒業です。

　彼は高い知性の持ち主ですが、それを吹聴することはありません。というか、それを自慢すべきことと思っているかも怪しいです。最高学府の大学院まで行っているのですが、障害者就労の初任給はほぼ最低賃金でした。さすがに数年それが続くと紹介した私たちの方でそれはいかがかと思って対応をしてもらいましたが、そういった不満が行動化することはありませんでした。当人の手記にもあるように、結婚を希望されて障害者対象の婚活パーティーに参加し、見事にゴールインされて、仲睦まじい夫婦になっておられます。これは夫婦ともに障害者認定を受けておられるということを意味します。

　岩崎さんをはじめ、テレビの特集などで当事者を紹介することがしばしばあります。当事者に集まってもらって、デイケアプログラムの様子をビデオに収録することも数回ありました。そういった機会でASDの人たちの際立った特徴は、皆さん名前はもとより顔もモザイク

で隠す必要がないということです。もちろん当人に確認した上でのことです。テレビで紹介されてしまうことに抵抗がないということで、これは他の精神疾患の当事者の方とは決定的に違う特性を表していると思います。

　岩崎さんのお母さんは既に亡くなっておられます。私の著書では、ご本人の手記とともに、お母さんからは、息子である岩崎さんを心配する切ない内容の手記をいただいて掲載しています[1]。ご興味があればそちらも参考にしてください。

---

1)　加藤進昌：大人のアスペルガー症候群。講談社α文庫、2012。

11 就労支援

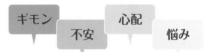

ギモン　不安　心配　悩み

第一の発達障害

第二の発達障害

第三の発達障害

第四の発達障害

✎ **ポイント**

大人の発達障害
就労支援・障害福祉
自閉スペクトラム症
注意欠如多動症（ADHD）
グレーゾーン

1 はじめに

　この章では、過去数十年の流れを振り返り、発達障害の方を第一から第四まで分けて、就労支援の方法を解説していきます。なおこの区分けはあくまで当社が説明用に作ったものです。

2 第一の発達障害

　第一の発達障害は、発達障害という概念が広く理解される前から認知されていた存在、つまり知的障害のある自閉症です。

　自閉症は1943年にアメリカの児童精神科医のカナーが、ユニークな症状を示す11人の症例について「情緒的接触の自閉的障害」という題名の論文を発表[1] したことに始まります（**表11.1**）。

　この後述べるように第二の発達障害が注目されるようになるのは、主に2000年を過ぎてからです。それまで発達障害という概念は、今の定義では「知的障害のある自閉症スペクトラム」と説明される人たちのみを指していました。

　この第一の発達障害への就職支援はどういうものだったかというと、多くの方がイメージする典型的な「知的障害」の方への教育・支援・自閉症への対応がメインでした。

　子どものころから特別支援学校に通うケースが多く、就職支援も特別支援学校の高等部で、つまり18歳までに支援を受けて、その後、早い段階から企業の障害者雇用で働く存在となっていました。

　この第一の発達障害の人たちはもちろん今でも存在します。

　特別支援学校もより就職準備校の性格を高めた職能開発科や就業技術科といわれるような仕組みができていますが、就職までの支援の場所・考え方は、2021年の今も大きくは変わっていません。特

表11.1 自閉症の原因論と対応技法の変遷

原因論（仮説）の変遷	年代	治療技法・教育的支援方法の変遷
・精神分裂病の最早期発症説 ・心因説 　・誤った育児法による発症説 　・親の性格、家族関係の問題説 （1960年代中頃から心因説を否定する研究が増加）	1940 ↓ 1970	・受容的，非指示的な遊戯療法や精神療法 ・親のカウンセリング、育児指導
・脳障害説〔脳障害の想定部位〕 ・言語・認知障害説〔左半球〕 ・情動障害説〔大脳辺縁系〕 ・心の理論障害説〔前頭，側頭〕 ・実行機能障害説〔前頭前野〕	↓ 1980 1990	・抗てんかん剤や種々の脳機能調整剤の投薬 ・感覚統合療法・機能訓練・言語療法 ・行動療法・抱っこ法・応用行動分析 ・TEACCHプログラム・環境の構造化 ・心の理論の指導・動作法・社会技能訓練 ・社会的ストーリー・(socialstories)技法

独立行政法人 国立特別支援教育総合研究所『20世紀の自閉症教育の展開と歴史』寺山千代子（植草学園短期大学）東條吉邦（国立特殊教育総合研究所）
https://www.nise.go.jp/kenshuka/josa/kankobutsu/pub_b/b-163/b-163_03.pdf

別支援学校に入り、そこで支援校の先生方の支援を受けながら就職を目指す、という形です。

　医療の関わりも、自閉症の対応が得意な一部のクリニックや児童精神科に限られ、幅広い医師が接するようなことはなかったと思われます。

3 第二の発達障害

　第二の発達障害が出てくるのは2000年のころからだと思われます。

「大人の発達障害」という言葉が最初に使われたのはいつからか
わかりませんが、2000年以降と考えるのが自然でしょう。

　例えば、しばしば注意欠如多動症（ADHD）と気づいた要因と
して語られる「片づけられない女たち」（サリ・ソルデン著）の日
本語版は2000年に出版されています。

　特別支援学校ではない、障害のない子どもとして通常教育を受け
てきたのですが、大人になってから他者との違いに気づくというの
が「第二の発達障害」の定義です。

　この第二の発達障害の人は多くの場合、働いてから自身の発達障
害の特性に気づきます。そして多くの場合、働きづらさから、うつ
などの二次的な障害を先に診断され、その次にもともと生まれなが
らの特徴である発達障害に気づくという経路をたどっています。

　このため就労についても、特別支援学校や大学等でのサポートで
はなく、就労移行支援など18歳以上の障害のある人が使える障害
福祉サービスを活用して就職活動をすることが多くなりました。

　実際当社もこの障害福祉サービスを運営することで、これまで
10年間で1400人を超える若者を就職に導いていますし、大手の
就労移行支援事業所を見ても利用者の25%程度はこの大人の発達
障害の人たちの支援を行っています（図11.1）。

　第一の発達障害との違いとしては、二次障害があるということ、
また「普通」との折り合いの付け方です。

　25歳や30歳の時に急に障害がわかるわけですから、その受け止
め、つまり障害受容＝自己理解をどのように助けるかが重要になり
ます。

　具体的な手法はここでは省きますが、実践的な職業訓練を通じて
ご自身の苦手を可視化し、その対策・修正を支援者と一緒に工夫し
ていくということになります。

図11.1　セミナー説明会

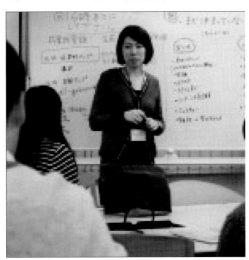

　また二次障害については、医療の助けを借りることが多くなります。主に薬物療法を受けながら、本来のご自身の精神的な安定や前向きさを取り戻していくことが重要です。

4　第三の発達障害

　第二の発達障害が圧倒的多数を占める中で、実はここ数年で徐々に顕在化しているのが第三の発達障害です。

　発達障害が法律で定義されたのは2005年施行の発達障害者支援法[2]からです。各自治体に発達障害の支援機関が置かれることで、その後の生きやすさに重要とされる早期発見・早期介入が中心的な政策となりました。

　このため数十年前ならば第二の発達障害、すなわち大人になるま

で気づかれないままいた人たちが、3歳など未就学の段階で、あるいは小学校などにいるうちに診断され始めています。二次障害や大人になってからの障害受容という課題は少なくなったかもしれません。

　一方で、小さいころから周囲が配慮してくれるという環境に慣れすぎた人が多く、なかなか大人になり切れない、自分が周囲に合わせるという姿勢が少なすぎるという課題が出てきています。子どものころから障害がわかっているというのは第一の発達障害と同じですが、語弊を恐れずに言うと大人の世界に矯正させられる特別支援学校の高等部の期間を経ていない第三の発達障害の群は、自分が修正するという体験が乏しい人が多いのです。

　就職の支援としては、まずは生活リズムを整えたり、働くという意味を伝えたり、というところからスタートする必要があります。このため第二の発達障害で必要だった就労移行支援の前に、生活訓練が必要という意識をもっており、当社も今春から"プレ就活支援"ともいうべき自立訓練事業（生活訓練）を障害福祉サービスでスタートさせています。

　医療でも親を交えたサポートが主に20歳前後で必要になってきたためか、児童精神科でも、（大人向けの）精神科でもない、思春期科を標榜するクリニックが首都圏では多くなってきた印象です。

5　第四の発達障害

　そして最後は、芸能人、起業家やYouTuberなど、世の中に発信する立場の人が注意欠如多動症（ADHD）の診断を公表し始めたという流れに触れたいと思います。当社ではこれを「第四の発達障害」と呼んでいます。

　第四の発達障害が、第一の発達障害と違うのは知的障害がないところ、第二の発達障害と違うのは多くの場合、成功者であることで二次障害が出ていないこと、第三の発達障害との違いは幼少期から学校に適応していたり、周囲とうまくやり取りしたりで、障害が顕在化しなかったことがあるでしょう。

　第四の発達障害への支援がどのようなものが必要なのかはまだわかりません。

　実際、就職を果たしていますし、世の中の成功水準からも十二分な活躍をしている人が多いからです。しかし診断を受けたということは話題作りだけではなく、本人に困り感が強くなってきたからでしょう。

　第一から第三まで、就労支援というと、すべて失業から就職までの支援だったことにお気づきになったでしょうか。第四の発達障害には就職するという苦しみが少ない分、定着支援が重要になるのではないかと当社では考えています。そしてそれは福祉的アプローチよりも、より企業や経済の仕組みを理解した新しいアプローチが必要になりそうな気がしています。

　いずれにせよ、発達障害が一般化するにつれてそのボーダレス化も進んでいます。

　本稿ではわかりやすく類型化しましたが、とくに第四の発達障害のようにグレーゾーンの例は増えており、自分も発達障害と言い切れない、ぐらいの感覚で特性をとらえることが、発達障害の人へのナチュラルサポートで必要とされてくるだろうという予感があります。

【参考文献】
1）　独立行政法人 国立特別支援教育総合研究所 『20世紀の自閉症教育の展開

と歴史』寺山千代子（植草学園短期大学）東條吉邦（国立特殊教育総合研究所）
https://www.nise.go.jp/kenshuka/josa/kankobutsu/pub_b/b-163/b-163_03.pdf

2) 厚生労働省 発達障害者支援法（平成十六年法律第百六十七号）
https://www.mhlw.go.jp/topics/2005/04/tp0412-1b.html

附則：多様な脳・
ニューロダイバーシティとデジタルセラピューティック

　発達障害の定義が広がる中、多様な脳を表す「ニューロダイバーシティ」という言葉を使う人が一段と増えてきたように思います。ニューロダイバーシティは1998年にオーストラリアの社会学者 Judy Singer 氏が提唱し始めた言葉で、世界的に広まりつつあります。

　実際、AIが活用されはじめ、一人一人の学び方・速度は多様で、その人にあった難易度・順序・速度で課題を出していくと学びが定着しやすいことが実証され始めています。発達障害も多様な脳に属する一つの似たもの同士の集まりだと考えるのが自然でしょう。

　当社も筑波大学と共同で「発達障害の特性に関連する対処法を多様な脳特性に対応して自動提案する情報配信サービスの可能性検証[1]」を始めました。平たく言うとLINEのチャットボットで発達障害やグレーゾーンの人たちにAIで個別な支援を提供する仕組みです。

　今後、AI・ロボットなどの先端技術を使ったデジタルセラピューティックが一層盛んになるでしょう。発達障害を障害と捉えすぎず、個々に違う脳機能の一グループと考えると治療や支援、対策への鍵が多く見えてくる気がしています。

1　戦略的創造研究推進事業（社会技術研究開発）「SDGsの達成に向けた共創的研究開発プログラム」令和2年度における新規プロジェクトの決定について
https://www.jst.go.jp/pr/info/info1465/index.html

家は『シェルター』―私の心掛け

　息子が同年齢の子と少し何かが違うと感じ始めたのは幼稚園に通うようになった頃。

　集団での生活がどこかおかしい。

　外遊びが終わり、他の園児が全員教室に入っても一人グランドで遊んでいる。しばらくすると周りに誰もいないことに気付き、あわてて教室へ戻りはするんですけど。

　他にはじゃんけんのルールが理解できず、皆が自分をいじめていると泣いたり、息子にとって集団での生活はなかなか大変。

　小学生になるといじめの対象にもなり、本人にとって外での生活は相当のストレスになっていると感じました。

　今から35年以上前の話です。

　当時は発達障害という言葉さえ耳にすることはなく、情報も全くありませんでした。そんな状況の中で家はシェルター、私がシェルターにならなければという思いが強くなりました。

　まず実践したのは子供達（3学年下の息子がもう1人います）が家にいる時間は家を空けないこと。常に私を必要としているわけではありませんが、子供達が安心して過ごせるようにと思い、そうしていました。これは息子が高校1年生まで続きました。

　子供達と接する時間が多い中で心掛けていたことが二つあります。

一つ目は引きこもりにしないこと。

　中学生くらいになるとほっていたら引きこもりになりかねない兆候が時折見られるようになりました。

　このため私がとった策は家事の手伝いとお茶の誘いです。

　家事は主に料理とお風呂掃除でしたが、頼む時は頭ごなしにあれやってこれやってではなく、「今日はお母さん疲れているから手伝ってもらえると助かるんだけど」と。

　この時決して強要はしないようにしました。

　そして手伝ってもらえたら、多少邪魔だなと感じた時でも、必ず「ありがとう」や「助かった」と気持ちを込めてお礼をいうようにしました。

　後でわかったことですが、発達障害の特性として、本人は家族の厄介者という気持ちがあるので、このお礼の言葉はとても大事だと思います。

　役にたったという思いが喜びや自信に繋がっていくように感じました。

　お茶に誘うときに気を付けていたことは、負担にならない声掛けです。

　「コーヒーを淹れるんだけどあなたは参加する？」

　美味しいお菓子があればその情報も添えて聞いてみます。

　もし要らないといわれたら「あっそう」と無理せず退散。

　心掛けていることの二つ目は、息子が落ち込んでいる時には、そのことにはなるべく触れないようにしました。何があったかいろいろ聞きたいところですが、我慢してなるべくそっとしています。

　ただ目は離さずにいると、やがて落ち込みの原因がわかってくる場合もありますし、日にちがたって落ち着きを取り戻したら、「元気がなかったけど何かあったの？」とか、「あんなときはどうして欲しい？」

と聞いたりします。

　息子の答えは「ほっといて欲しい」です。

　こんな生活の中でとても良かったことが二つあります。

　最初は邪魔でしかなかった料理の手伝いですが、"継続は力なり"でしょうか、5年、10年と続けるうちに少しづつ上達し、今では料理は趣味になりました。

　休日には家族の昼食を作ってくれたり、天ぷらやフライなどの揚げ物は自分の役割だと思っているようでとても助かっています。

　良かったことのもう一点は"ありがとう"が自然にいえることです。

　食事中に醤油さしを取ってあげるといった、ちょっとしたささいなことにも、必ずありがとうの言葉が返ってきます。

　普通には取り立てていうことではないと思いますが、発達障害の人はなかなか"ありがとう"がいえないと聞きますので、この点は良かったかなと思っています。

　こんな日常ですので、私はシェルターである自分も大事にしています。自分自身が心身共に健康でなければ人の面倒など見られないと思っています。生活習慣病にならないための食事や軽い運動、趣味や友人達と過ごす楽しみなど。

　疲れ過ぎたときはその場から離れることもストレスを少なくするのに大事だと思います。我慢、我慢では身が持ちませんから。

　これで大丈夫と思える日がくるのかわかりませんが疲れすぎないように付き合っていきたいと思います。

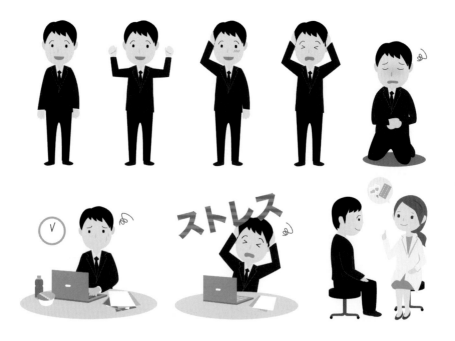

12 成人期発達障害の家族支援

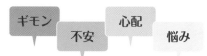
ギモン　不安　心配　悩み

家族支援の必要性

家族は何に困っているか

家族教室

家族会

ご家族とともに

✏ **ポイント**

成人期発達障害

支援ニーズ

家族支援

家族心理教室

家族会

1　家族支援の必要性

　発達障害（自閉スペクトラム症、注意欠如多動症：以下、ASD、ADHDとする）の特性をもつ人が成人になると就学、就労（将来の選択）、親からの自立等、より本人の主体性や自己決定が必要となる課題が多くなります。

　発達障害をもつ人は、その課題を上手く乗り越えられずに受診し、家族に心理的・経済的に依存した生活をしているケースが多いように思います。そのご家族の中には発達障害に気付くことが遅れて、成人になってから受診に至ったことを親自身の責任であると後悔し、自責的になり、情動的に混乱する方がおられます。

　本人の変化を促すためには、家族内のコミュニケーションパターンや家族関係に着目した支援が重要であると考えています。また発達障害の診断時には、家族から生活暦の聴取を行う必要があることに加え、環境調整として家族の協力が必要なため、家族を支援チームの一員として構成しサポートすることも必要であると考えています。

2　家族は何に困っているか

　私たちが行った家族に対する調査（平成30年度厚労科研、回答者350名）[1] では、家族自身の困っていることとして、＜本人への対処＞＜発達障害の理解＞＜家族以外に相談相手がいない＞＜家族関係が悪くなった＞が上位に挙げられました（**図12.1**）。その他にも自由回答として多くの意見が寄せられました。

　＜本人への対処＞は具体的に、前向きな思考をもってもらうこと、＜フラッシュバックへの対処＞、＜ストレスへの対処＞についてとくに難しさを感じているようです。その他、＜親亡き後・将来

図12.1　家族が困っていること

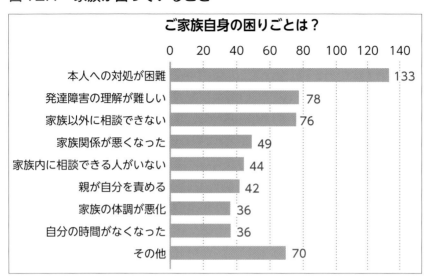

の不安＞についても多くの意見が挙げられ、親亡きあと誰がサポートをしていくのか、今からどのような準備をしたらよいのか不安に思ってることが示されました。

　また、家族心理教室に71％の方が「参加したい」と回答しており（図12.2）、家族支援のニーズとして、1）発達障害の理解、2）具体的な関わり方、3）社会資源や将来への見通しが持てる情報、4）他の家族との交流、といった要素が挙げられました。

　発達障害をもつ本人だけではなく、家族も不安や孤独の中にいて、支援を求めていることがこの調査からも明らかになっています。

　家族支援は、支援者からの知識や情報提供だけではなく、家族以外の相談相手や交流を求めており、情緒的なサポートの重要性も示されています。昭和大学ではこれらの調査を参考に家族教室を実施しています。

図12.2　家族教室に参加したいか

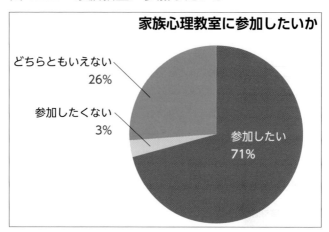

家族心理教室に参加したいか

どちらともいえない
26%

参加したくない
3%

参加したい
71%

3　家族教室

　家族教室は、家族への心理教育を意味し、（1）障害についての情報を伝える、（2）対処について相談できる場の提供、（3）心の支えの場の提供の3つの要素で構成されることが望ましい[2)]とされています。

　昭和大学では、家族教室を「家族のつどい」「家族心理教室」という形で実施しています。心理教育は個別で行うこともできますが、家族に対する調査で家族同士の交流ニーズや家族心理教室への参加ニーズが高かったことに加え、孤立しやすい家族が他の家族の経験を聴くことによる効果を期待し、心理教育をグループで実施しています。

　「家族のつどい」、「家族心理教室」ともに構成は、前半を心理教育、後半を懇談会としています。「家族のつどい」は外来通所者を対象に半年に1度、「家族心理教室」は自閉スペクトラム症（ASD）

表12.1 「家族のつどい」心理教育テーマ

・デイケアの支援について
・二次障害について
・デイケア参加者による成果発表会
・ご家族の対応について
・ワークショップ：プログラム体験
・当事者の思い
・自立への道筋—親亡きあとのために—
・烏山病院の障害者雇用の取り組み—就労体験談
・社会参加への道筋—支援機関制度を上手に利用する—
・困っていることへの対処：ひきこもり、パニック
・発達障害の生活のしづらさについて—感覚の視点から考える—
・お互いを大切にするコミュニケーション—アサーションを学ぶ—
・ストレス対処について
・発達障害と就労
・当事者の思い
・ご家族による体験談
・認知行動療法—考え方のクセ

グループ参加者・学生グループ参加者の家族といったように対象を限定して行っています。

　「家族のつどい」はこれまでに26回実施し、延べ2,000人以上が参加しています。前半の心理教育は参加者からニーズを聞き、テーマを設定しています（**表12.1**）。家族心理教室は全3回で実

表12.2　家族心理教室

	心理教育テーマ	懇談会テーマ
1	発達障害の理解	自己紹介／困っていること
2	接し方のコツ	親の役割とは
3	将来のために（制度や就労に関する情報）	親と本人の自立のために

施され（**表12.2**）、「発達障害の理解」は医師が講師を担い、発達障害の一般的な知識に加え、発達障害専門プログラム内で発言された本人たちの困り感も紹介しながら解説を行っています。

　「接し方のコツ」、「将来のために」はコ・メディカルが講師を担っています。

　懇談会では、家族同士の情報交換、体験や思いの共有が活発に行われるよう、テーマに沿ってスタッフや家族会（後述）の役員がファシリテーター（司会進行役）を行い、実施しています。

　家族教室に参加された方からは、「自分だけではないと思った」「他の家族の意見を聞くことで対処を知ることができた」「自分のやっていることが間違いばかりではないと知り安心した」等の感想が寄せられています。

4 家族会

　各地で「親の会」などの自助グループが活動していますが、その多くは幼少期から発達障害を指摘され、療育を受けている親を対象にしたものであるようです。

　昭和大学附属烏山病院には発達障害家族のための家族会がありま

図12.3　烏山東風の会ホームページ画面

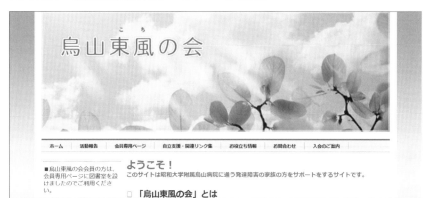

https://www.kochinokai.com/

す。「社会から孤立して悩んでいる発達障害者とその家族に、冬から抜け出して、春を迎えられるよう、春を告げる東風のような家族会でありたい」という思いから「烏山東風の会」（**図12.3**参照）[3]として2013年10月に設立され、会員は100名を超えています。活動としては月1回の会員向け会報誌の発行（**図12.4**参照）、講演会の開催、通院中のご家族を対象にした家族相談会の実施など、さまざまな活動をしています。家族会の世話人には先述した「家族のつどい」「家族心理教室」において運営の協力をしていただいています。懇談会では世話人にファシリテータとして参加していただき、「先輩家族」としての情報提供や、家族会のご案内をしていただきます。孤立しやすい家族が継続的に情報を得られる場所、発達障害を持つ子の親として安心して話ができる居場所があることを発信していただいています。

図12.4 「烏山東風の会」会報誌

家族会通信　No.84(令和2年9月)　烏山東風の会(からすやまこちのかい)発行

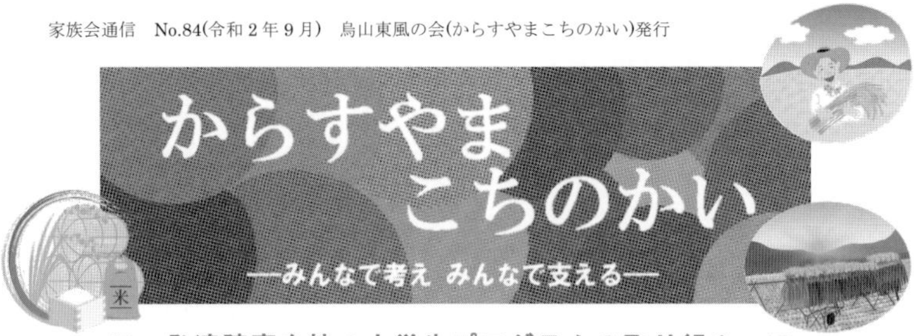

からすやま こちのかい
―みんなで考え みんなで支える―

■ 発達障害を持つ大学生プログラムの取り組み ■

昭和大学発達障害医療研究所　／昭和大学附属烏山病院
五十嵐 美紀先生　今井 美穂先生

　大学生はこれまで主な支援対象としてきた方々に比べ、社会経験が少ないことから、自己理解がしにくいこと、支援に対する抵抗感が強いことが報告されています。また学生相談室に繋がっていたとしても休学や中退・卒業後は、相談室から離れ支援者がいなくなってしまうという課題があります。

　昭和大学・晴和病院（小石川東京病院）では発達障害をもつ大学生に対し、プログラムを実施してきました。平成29年度からはAMED事業（研究代表者：太田晴久、「発達障害を有する大学生（中退者、引きこもりを含む）へのショートケアプログラム開発と包括的支援システムの構築」）を受託し、一橋大学・

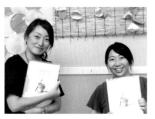

五十嵐先生(左)　今井先生

東京工業大学とともに、学校教職員・学生相談室・本人・家族に対しアンケート調査を行い、その結果をもとにプログラムを作成しました。また休学や中退・卒業後も、切れ目ない支援のためにネットワークの構築を目指しております。本稿では、烏山東風の会の皆様のお力添えもいただいたアンケートの結果と学生プログラムについてご報告させていただきます。

1．アンケート調査（本人・家族）結果

　高等教育に在籍中および中退・卒後10年以内の当事者および家族を対象に、アンケート調査を行ったところ、計379名の方にご回答いただきました。

　回答者の3割が中退・休学で、そのうち56%に引きこもり経験がある（図1）ことから、中退・休学後、学校との関係が薄くなり、支援が途切れている可能性が示されました。

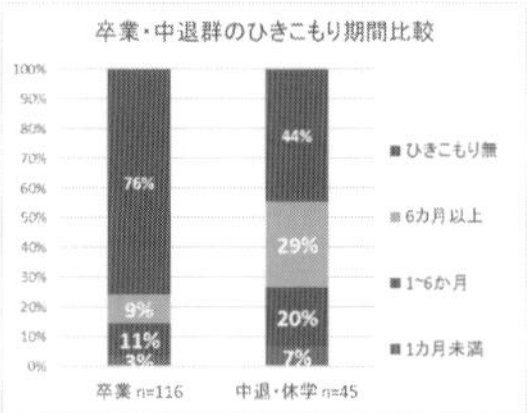

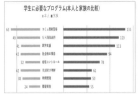

図2：本人と家族の支援ニーズ（上位の

卒業・中退群のひきこもり期間比較

	ひきこもり無
	6カ月以上
	1~6か月
	1カ月未満

卒業 n=116　76%　9%　11%　3%
中退・休学 n=45　44%　29%　20%　7%

図1：ひきこもり経験と期間

在学中に医療等と繋がる必要性があると考えられます。どのような支援を必要とするかについては、コミュニケーション・就労支援・社会性の獲得が上位に挙がり（図2）、

5 ご家族とともに

　成人期発達障害の家族支援について、その必要性と昭和大学の取り組みを紹介しました。ご本人と同じように、あるいはそれ以上に不安を抱えているご家族に対して支援は必要です。家族心理教室は「自分だけではなかった」という安心感から孤立感の軽減が図れること、他の参加家族の発言を聞くことにより自分の状態を客観視でき状況を整理できること、さらに希望が持てるような効果があると思います。

　2020年から世界的流行となった新型コロナウイルス感染症の影響も検討していかなくてはいけません。感染・濃厚接触により家族と突如隔離されるケースも出てきています。高齢の親の体調不良により、身体的・精神的に不安定になってしまうケースもあります。自立を意識したスキルや心づもりを促進する支援するに加え、現在本人と家族が共に学ぶプログラムを作成しております。

　今後も家族会と協働しながら、発達障害をもつご本人はもちろんのことご家族にも寄り添っていきたいと思っています。それらを支えられる仕組みを構築、維持して参ります。

【参考文献】
1）　学校法人昭和大学.「発達障害診療専門拠点機関の機能の整備と安定的な運営ガイドラインの作成のための研究」平成30年障害者政策総合研究事業，2019.
2）　伊藤順一郎，鈴木丈編著："SSTと心理教育"，p.50-53，中央法規出版（1997）.
3）　河口央商：発達障害者の家族から家族会へ．心と社会，51（1）：57-63，2020.

通り来た道

　我が家は娘二人と息子、私たち夫婦の五人家族です。

　小さい頃はお使いに行っても母親から離れてしまい、「お母さんがいなくなったの……」と店員さんに私の方が探されたり、お隣さんから声をかけられても、不愛想で、「自閉症？」と聞かれたりしました。

　小学校の先生は「学年のカラーが軽少短薄といわれているのにお子さんは重厚長大ですね」、中学でも「一つのことをじっくりやるので研究職とか職人タイプ」といわれ、口数は少ないのですが、家でも学校でもやや大人びたしっかり者のお姉さん的な存在で、後に問題が起きようとは夢にも思いませんでした。

　事件が起きたのは中学３年の６月です。

　学校から呼び出しがあり、４月のクラス替えで友達になった子と二人、鍵のかかった屋上に登ってしまい、近所から通報されたとのこと。

　それが始まりでたびたび呼び出され、主事さんからは「二人共純粋な良い子達だからお母さん頑張ってね」と励まされました。

　夏休みには二人で家出〜捜索願い。

　警察では「中三デビューは進路にかかわるから一番悪いんだよ。思春期は同化といって一緒に行動するから危ない」と注意されました。

　その友達は母子家庭で、進路で揉め、虐待もあり助けたかったようです。

　もともと言葉少なく、相談や説明、会話が得手でない娘は、常に離

れず、一緒の行動をとっていました。小5で転校してきた近所の同級生が女子全員から無視された時も、同じ様に離れず護ったそうです。

　二学期からは完全不登校となり、受験は二次募集で都立普通科に合格。
　高校1年の一学期の終り頃学校に行けなくなり、後にそのまま退学しました。
　先生は「入試の国語は満点でした。これだけの成績を取る子がこうなるのは非常に珍しい、惜しい」と電話をくださいました。

　それからの十代後半〜二十代は何をしても続かず、引きこもりや対人関係の少ない日雇い派遣で、家の中では物に当たり、毎日通販が届いたりと私とは喧嘩が絶えませんでした。父親は医療機関に相談、娘本人も受診し、のちの初診証明につながりました。その後何カ所も病院へ行きましたが、1〜2回でどこも続かず八方塞がりでした。
　転機は、警察の生活相談で事情を話すと相談係の方が「わたしが連れて行ってみますよ」と力添え下さり、精神科を受診。
　広汎性発達障害が疑われるから専門病院へ行きなさいといわれました。

　娘はすぐに私の携帯と2台使い、専門病院を調べ、昭和大外来に電話をかけ続け、初診予約を取ったそうです。
　昭和大外来で初めて診断がつきました。
　昭和大への通院は当日の朝行けなくなることが多かったのですが、以前保健所への相談で、病名・病院が決まったら、絶対やめないで、お母さんだけでも通い続けなさいと助言されていたのでそれを守るようにしました。

昭和大での先生からグループホームで３年くらい訓練するのが
一番良いでしょうと方針をいただき、娘との相性もあり、保健師
さんと娘のホーム探しが始まりました。
　　初回だけ私も同行、管理人さんご自身の体験から社会保険労務
士さんや障害年金のお話を伺いました。

　　娘への対応で反省することもたくさんありましたが、烏山東風
の会主催の「女子会」参加で心が軽くなり、講演会で対応を学
び、今日があります。

　　娘も現在グループホームで、昨年暮れ頃から帰るたびに、「私
はお金の使い方に問題がある」「言葉で失敗する」と気づき、わ
たしたちへフランクに話せるようになりました。

　　最近では娘から「グループホームに入れて良かった」と思いが
けない声がかかり、わたしも希望を胸に学び続けて行こうと思い
ます！！

13 新しい治療の試み
─ロボット研究の現状、今後の課題

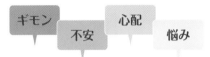

発達障害者にとってロボットへの期待

現在までの研究

今後の課題

1 はじめに

　最近のロボット技術の発展には目覚ましいものがあります。人型ロボット技術における外見のヒトらしさに関する技術の進歩は著しく、対話型アンドロイド「ERIKA（エリカ）」（**図 13.1**）に代表されるように見た目が人間にますます酷似してきております。

図 13.1　ERICA（ERato Intelligent Conversational Android エリカ）

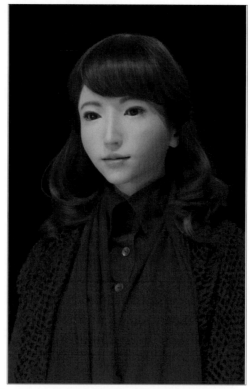

©ERATO石黒共生ヒューマンロボットインタラクションプロジェクト
https://www.jst.go.jp/erato/ishiguro/robot.html

　音声認識技術も飛躍的に進歩しており、最新の音声技術を搭載したアンドロイドは受付なども行っております。ロボットを思いどおりに動かすために必要な制御技術も日々進化しており、日常生活におけるロボット技術への期待は大きいものがあります。コロナ感染に伴いsocial distancingの重要性が叫ばれておりますが、ロボットは感染リスクの軽減にも有効な手段となります。

2　発達障害者にとってロボットへの期待

　発達障害者へのロボットを用いた治療に注目が集まってきております。自閉スペクトラム症者はそもそもヒトとの関係が苦手であり、ヒトが主体となる治療への参加に難しい面がありました。自閉スペクトラム症者の多くは、社会的な世界と比較して物理的な世界への理解が強いこと、技術的に誘導されたフィードバックへの反応の強さ、テクノロジーへの本能的な興味の強さや違いなどが背景にあり、ヒトと比較してロボットが主体となる治療への親和性が考えられております。自閉スペクトラム症者は感覚過敏を有する例が多く、個別性、多様性が強いのですが、ロボットでは個別性に配慮した感覚刺激の設定が可能です。ロボットは制御性や再現性などの利点があり、対話者の反応に関係なく、スムーズで正確な会話を行うことも利点となります。こういった利点は、より構造化、標準化された介入を行う上でも重要です。

　ヒトとは異なり、ロボットは予測可能で合理的なシステムの中で動作するため、自閉スペクトラム症者に高度に構造化された学習環境を提供し、療育者の意図通りの刺激の中での集中を可能にします。機械学習とのリンクもよく、今までの経験を確実に蓄積することが可能と考えられます。

図13.2 不気味の谷

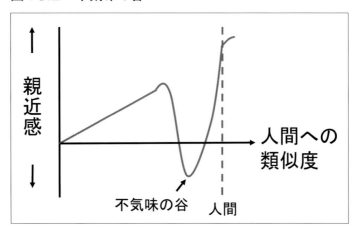

ロボットが社会に存在する際に不気味の谷（**図13.2**）の問題は
以前から研究者を悩ませておりました。不気味の谷とは"ロボット
を人間の容姿に近づければ近づけていくほど親近感が増していく中
で、あまりに人間に近いとむしろ不気味に感じるという現象"です。
　一方で自閉スペクトラム症者には不気味の谷が存在しないという
報告が複数あり[1,2]、自閉スペクトラム症者へは外見が人間に酷似
したロボットも使用しやすい可能性があります。このようにロボッ
トには自閉スペクトラム症者の支援に重要な要素が含まれておりま
す。

3 現在までの研究

　現在までに自閉スペクトラム症者の治療目的にロボットを用いた
研究は多数報告されております。本稿では現在までの研究の一部を
報告致します。

図13.3　Geminoid

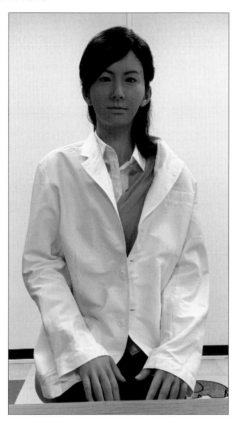

　自閉スペクトラム症者ではアイコンタクトが定型発達者と比較して難しいことが知られております。自閉スペクトラム症者にとって他者の視線は刺激が強く、他人の目を見ることを強制すると強い恐怖を与える可能性があります。

　吉川らは、外見がヒトに酷似したアンドロイド（**図13.3**）なら、ヒトよりはアイコンタクトができること、アンドロイドを用い、被

験者に対しアンドロイド、ヒトと交互にコミュニケーションしていただき、アイコンタクトを少しずつ習慣化する方法を取ることで、自閉スペクトラム症者は他者からの視線への過剰反応を克服し、長期的にみればアイコンタクトができるようになるかもしれないと仮説を立てました[3]。

　自閉スペクトラム症者では、定型発達者と比較して、ヒトにはアイコンタクトが難しいこと、アンドロイドとのアイコンタクトについては、定型発達者と有意差を認めなかったこと、自閉スペクトラム症者は、アンドロイドとのインタラクション前後で、徐々にヒトへのアイコンタクトができるようになっていったことを明らかにしました。

　感情認識やメンタライジング能力（自分自身の心の状態や他者の気持を想像して想定する能力）障害を含む社会的認知の困難さは、多くの自閉スペクトラム症者に認められます。

　マリーノらは、感情認識及びメンタライジング能力に焦点を当てた認知行動療法をロボットが介在する場合としない場合に分けてその効果を比較しました[4]。ロボットが介在した群では、ロボットが介在しなかった群と比較して、文脈に沿った感情認識、及びメンタライジング能力の獲得に成功しました。

　本研究ではロボットは治療者と共に、注意を向け、順番を明確化し、被験者に適切な反応を促す役割をしました。

　就職面接は自閉スペクトラム症者に難関となっております。そもそも他者視点の獲得が苦手な自閉スペクトラム症者にとって面接官の立場になることは難しく、面接時における評価ポイントの理解困難、ひいては面接練習へのモチベーション低下につながっております。

　筆者らはアンドロイドを用いた就職面接を実装しました（図13.4)[5]。自閉スペクトラム症者2名が一組になり、互いにアンドロイドを遠隔操作することでの面接官役、及びアンドロイドと対面することでの面接者役を交互に行っていただくという設定と致しました。セッションを繰り返すことで、面接官の視点、ジェスチャーの重要性が認識され、面接での振る舞いを学ぶ意欲及び面接への自信の向上を認めました。

　その他ロボットを用いた治療を目指した予備的研究として、自閉スペクトラム症者にロボットを用いることで共同注視が改善したこ

図13.4　アンドロイドを用いた就職面接場面

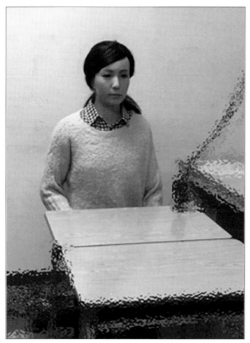

https://www.frontiersin.org/articles/10.3389/fpsyt.2019.00239/full
（熊﨑が筆頭著者論文より転載）

と[6]、ロボットを用いることで模倣が改善すること[7]、話題によってはヒトと比ベロボットには自己開示が容易であること[8]、またロボットとのインタラクションではヒトとのインタラクションと比べて反復行為を認めることが少ない[9]といったものまで認められます。

4 今後の課題

　自閉スペクトラム症者は長期的にモチベーションを持ち続けることが難しいことが知られております。現在までのロボット研究も介入回数、期間は短期のものであり、長期間の介入研究は行われていない現状があります。

　長期的に自閉スペクトラム症者が持続し、集中して関わるにはさらなる工夫が必要といえます。また長期的な介入では依存の問題も重要となってきます。自閉スペクトラム症者にとってロボットが魅力的な存在であり続けるが故に、自閉スペクトラム症者がロボットに長期的に集中することが可能になりますが、元々社会に対して回避的な中で、ロボットとのコミュニケーションで完結して依存関係となってしまうことは十分に考えられます。

　とくに自閉スペクトラム症者の支援では、本当のゴールは社会に出てから自立できるかということになり、長期的な視点は不可欠と言えます。

　ロボットが人間の心理や人間同士の関係に与える影響が大きくなる分だけ倫理的問題も悩ましくなります。今後自律ロボットの機能が増すにつれて問題は大きくなることが予想されます。ロボットの存在感が増すことで予期せぬ問題も増すと考えられ、私たちは常に発生しうる倫理問題に備えていく必要があります。

　コロナ感染は人々の生活様式を一変させました。コロナ感染の収束後もオンライン、在宅勤務などはある程度定着することが考えられます。コロナ感染が遷延する中で、ロボットはソシアルディスタンシングを確保でき、感染リスクを軽減できるメリットがあります。ロボットはAIや遠隔システムと並び、今後社会でのウエイトが大きくなっていくことが予測されます（例えば今までは出社して働くことがゴールだったのに対し、これからの時代ではオンラインで在宅勤務することがゴールとなる可能性があります。）。このように社会が変わっていく中で自閉スペクトラム症者の支援のゴールもまた変わっていくことが予想されます。医学の分野ではロボットの導入には保守的な面がありますが、一方で社会では既にロボットは溢れており、医療の分野だけシャットアウトすることは不可能です。自閉スペクトラム症者がヒトと比べるとロボットと相性がいいのは、ほぼ確かであり、これからの時代の流れを踏まえた上で、ロボット支援の位置づけも決まってくると考えます。私たちはこのような状況を踏まえ、自閉スペクトラム症者にとってロボットと上手く共生できる方法を考えていくことが重要と考えています。

【参考文献】
1）Ueyama　YA: Bayesian Model of the Uncanny Valley Effect for Explaining the Effects of Therapeutic Robots in Autism Spectrum Disorder. *PLoS One* 10, e0138642, doi:10.1371/journal.pone.0138642 (2015).
2）Greatorex Riches N,*et al*.:The uncanny valley effect in typically developing children and its absence in children with autism spectrum disorders. *Plos One* 13, e0206343, doi:10.1371/journal.pone.0206343 (2018).
3）Yoshikawa Y, *et al*.:Relaxing Gaze Aversion of Adolescents With Autism Spectrum Disorder in Consecutive Conversations With Human

and Android Robot-A Preliminary Study. *Front Psychiatry* 10, 370, doi:10.3389/fpsyt.2019.00370 (2019).

4) Marino F, *et al.*:Outcomes of a Robot-Assisted Social-Emotional Understanding Intervention for Young Children with Autism Spectrum Disorders. *J Autism Dev Disord*, doi:10.1007/s10803-019-03953-x (2019).

5) Kumazaki H, *et al.*:Role-Play-Based Guidance for Job Interviews Using an Android Robot for Individuals With Autism Spectrum Disorders. *Front Psychiatry* 10, 239, doi:10.3389/fpsyt.2019.00239 (2019).

6) Kumazaki H, *et al.*:The impact of robotic intervention on joint attention in children with autism spectrum disorders. *Molecular Autism* 9, doi:10.1186/s13229-018-0230-8 (2018).

7) Pierno AC, Mari M, Lusher D & Castiello U:Robotic movement licits visuomotor priming in children with autism. *Neuropsychologia* 46, 448-454, doi:10.1016/j.neuropsychologia.2007.08.020 (2008).

8) Kumazaki H, *et al.*:Can Robotic Systems Promote Self-Disclosure in Adolescents with Autism Spectrum Disorder? A Pilot Study. *Front Psychiatry* 9, 36, doi:10.3389/fpsyt.2018.00036 (2018).

9) Shamsuddin S, Yussof H, Mohamed S, Hanapiah FA & Ismail LI: Stereotyped behavior of autistic children with lower IQ level in HRI with a humanoid robot. 175-180, doi:10.1109/arso.2013.6705525 (2013).

14 これからの支援は

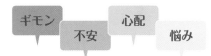

発達障害の治療とは
配慮だけでなく治療も必要
成長を支え促進させる
治す医療から治し支える医療へ

ポイント

発達障害
自閉スペクトラム症
注意欠如多動症
治療
デイケア

1　発達障害の治療とは

「発達障害は治らない」のでしょうか？

その答えを探る前に、発達障害が治るとはどういうことかを考えたいと思います。

アメリカの精神医学会での診断基準（DSM-5）[1]では、自閉スペクトラム症（ASD）の診断は諸々の症状が存在していることに加えて、「その症状は、社会的、職業的、または他の重要な領域における現在の機能に臨床的に意味のある障害を引き起こしている」ことが必要とされています。

注意欠如多動症（ADHD）においても同様に定義されています。

つまり、特性の存在のみでは発達障害の診断とはならず、特性による生活上の困難を伴って、はじめて診断となるのです。逆の言い方をすると、発達障害の特性による困難を消失あるいは軽減させる、これができれば定義上は発達障害の診断ではなくなります。

発達障害の特性がありながら、社会で大きな困難には至らず、自立して生活している人たちは沢山います。その人たちに発達障害の診断を押し付けても意味がありません。コミュニケーション能力が十分に備わった、バランスの良い人たちだけで構成される社会は、多様性に欠け、発展性がないようにも思います。

発達障害特性があっても、生活で困らなければよいのです。発達障害の治療目標は、社会適応能力の向上や苦痛の軽減にあり、特性そのものの軽減は手段の一つにすぎません。その意味では発達障害の治療手段は存在しているといえるのではないでしょうか。

2 配慮だけでなく治療も必要

発達障害に対する医療の役割として、適切な診断を示すことがまずは大切です。

診断を基に、当事者にとって適切な配慮を検討していきます。発達障害特性は基本的には持続するため、周囲の人たちがそのことを理解し、合理的に可能な範囲で配慮していくことが望まれます。

しかし、発達障害の当事者は、配慮されることのみを求めているのではありません。

配慮を望む気持ちに加え、自ら変化、成長していきたいと願っていることが多いです。配慮を検討することは当然必要ですが、このような当事者の思いに応える治療手段を医療としても提供する必要があるのではないでしょうか。

最もシンプルな治療は、発達障害の特性自体を軽減させることです。それが現状では難しく、「発達障害は治らない」といわれる所以でもあります。

注意欠如多動性障害に対しては、いくつかの薬物治療が存在しますが、いずれも根本治療とはなりません。

自閉スペクトラム症に対して有効な薬物治療は現状では存在していません。近年のテクノロジーの進歩により、本書でも紹介されているロボット治療に加え、ニューロフィードバック[2]、TMS（磁気刺激）[3] などさまざま試みられています。自閉スペクトラム症のコミュニケーション能力を改善する薬物としてオキシトシン[4] が有力な候補として挙がっています。

これらの治療手段により、発達障害特性の軽減も近い未来に達成

図14.1　発達障害に対応できる包括的支援システムの構築

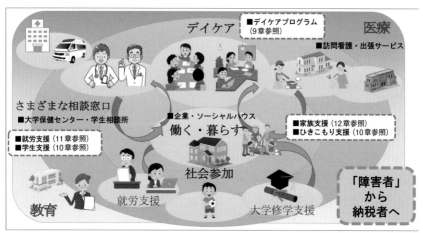

・発達障害に対しては、医療・家族（生活）・教育といったさまざまな側面からの支援が必要であり、包括的支援システムの構築が求められています。
・成人発達障害支援学会（https://square.umin.ac.jp/adult-asd/）では、発達障害支援に関するさまざまな試みが報告されています。また、デイケアを実施している医療機関についてホームページで情報提供をしています。

されるかもしれません。

　しかし残念ながら、未だ研究段階です。また、特性の軽減はあくまでも社会に適応していくための手段の一つであり、目的ではないことにも改めて留意する必要があります。

3　成長を支え促進させる

　発達障害の特性は強固です。特性を消失させることは、現在ある治療技法では困難といわざるを得ません。しかしながら、発達障害の人たちでも経験により成長していきます。健常発達者では良い経験の積み重ねにより、社会的状況を理解する能力が向上し、広い視野で物事に取り組むことができるようになります。発達障害であっ

ても同様です。ただ、そのタイムスパンは長く、短期に変化を実感できるものではないかもしれません。限界があることを踏まえながらにはなりますが、社会適応に向けて、発達障害の人たちが成長していくことは十分可能です。

　彼、彼女らの成長を支え、促進させることも「治療」の一つとはいえないでしょうか。少なくとも「発達障害は治らない」と、困難を抱えている当事者を放置することはあってはならないと思います。成長を促進するためには、良い環境や適切なフィードバックが不可欠です。第2部の第9章でご紹介した、青年期・成人の発達障害に対するデイケアプログラムでは、支援者を交え、同じ困難を抱える同士が集まります[5]。プログラム終了後も、デイケアが一つの居場所として機能しています。安心できる環境のなかで、自らの困難を共に振り返り、支え合いながら前に進んでいる人たちがそこには多く存在します。
　対人コミュニケーション技能などを学ぶプログラムではありますが、このような支え合いの場にもなっています。

4　治す医療から治し支える医療へ

　発達障害のなかでも、とくに自閉スペクトラム症は集団への適応や他者との関係継続を本質的に不得手とします。しかし、自分と似た特徴をもつ他の利用者と一定期間共に過ごすことにより、プログラム修了時点では凝集性の高まった集団となります。
　プログラムへの参加により、他者を信頼できる感覚が醸成され、自己および他者に対する否定的な考えが改善し、同質な他者の具体的な姿を通して、自分のことを客観的にみる意識が芽生えることも

あります。

　プログラムに期待される効果としては対人スキル獲得を中心とする技術的な側面だけではありません。発達障害をもつ人たちが共にプログラムに参加することで、自分と似た仲間と出会い助け合えるというピアサポート効果（同じような立場の人による相互サポート）が、大きな効果を生むと考えています。

　うつ病や統合失調症などの有効な薬物治療がある精神疾患でも、症状の軽減のみに治療の重点を置くべきではなく、社会機能の改善や生活の質に着目するような流れになっています。発達障害にもあてはまる考え方のように思われます。

　支援者との繋がりのみならず、このような当事者同士の支えのなかで、成長を促進させていく、「治す医療から治し支える医療へ」。長期的な経過をたどり、孤立しやすい発達障害に適しているのではないでしょうか。

【参考文献】

1）　Association American Psychiatric: "Diagnostic and statistical manual of mental disorders (DSM-5®)",American Psychiatric Pub(2013).
2）　橋本龍一郎：発達障害治療におけるニューロフィードバック技術の現状と可能性（特集　ニューロフィードバック：精神疾患治療への応用）. 分子精神医学，14；186-191，2014.
3）　中村元昭：発達障害における経頭蓋磁気刺激の神経科学とエビデンスレベル（特集 精神科領域におけるニューロモデュレーションとその応用）. 臨床精神医学，49；723-733，2020.
4）　山末英典：[発達障害，学習障害]マルチモダリティ脳画像解析とオキシトシンを応用した自閉スペクトラム症中核症状に対する治療薬開発. 医学のあゆみ，270；823-828，2019.
5）　太田晴久：デイケアを活用した発達障害の治療（特集 大人の発達障害）. 精神科治療学，32；1637-1642，2017.

付　言

　本書は発達障害医療に関わる人たちに向けて編集し
たものであるが、当事者やご家族が読まれても参考に
なることを目指したつもりである。その意味で、「患
者」学という表題に違和感を覚える方もおられるかも
しれない。実際、発達障害の特徴を説明する際に、病
気とか疾患という言葉はなじみにくく、特性とか偏り
といった表現をすることは多い。しかし、やや極端な
譬えを許していただけば、生まれつき目が見えないこ
とを特性とは言わない。発達障害の本質はやはり高次
脳機能の何らかの「障害」であると言わざるを得ない
ように思う。ご理解をいただければ幸いである。

加藤進昌

索 引